유쾌하게 나이먹는 건강상식 100

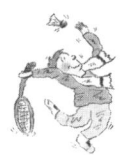 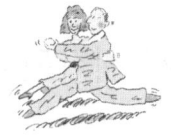 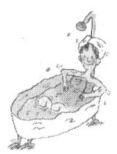

유쾌하게 나이먹는 건강상식

시오자와 유키토 지음 | 한혜란 옮김

나무의 꿈

:: 옮긴이의 말

건강은 잇몸에서 시작된다

'인생은 50까지'라는 말은 이미 옛말이 되어 버렸다. 오히려 최근에는 '인생은 60부터'라고 하여 정년 후에 더욱 활기찬 생활을 하며 보람된 삶을 살기 위해 노력하는 사람들이 눈에 많이 띄기 때문이다. 여생 – 나머지 인생이 아니라, 새로운 인생을 시작하려는 것이다. 사회적인 뒷받침도 한몫을 하여 자치단체별로 운영하는 사회복지회관과 같은 곳에서는 다양한 강좌도 개최되고 있다. 70세를 훨씬 넘기신 할머니·할아버지들이 즐겁게 훌라 춤을 추거나, 국제화에 동참하려는 듯 굳은 입을 주물러 가며 영어회화에 열중해 있는 모습…… 이런 흐름들이 우리가 앞으로 맞이하게 될 고령화 사회를 어떻게 준비해야 하는가, 그 단면을 시사하고 있는 것은 아닐까.

하지만 건강은 만사의 근본이 된다. 아무리 경제적으로 풍요롭더라도, 아무리 자유롭게 쓸 수 있는 시간이 있더라도, 몸이 불편하다면 아무런 의욕도 생기지 않을 것이다. 그런 면에서 이 책은 어떻게 하면 우리 자신의 몸을 건강하게 유지할 수 있는지, 그 요령을 알기 쉽고 명료하게 우리에게 알려 주고 있다.

이 책을 옮기면서 내 자신에게 일어난 가장 큰 변화라면 이를 닦는 습관일 것이다. 사실 남들보다는 튼튼한 이를 부모님께 물려받았기 때문에 적당한 양치질로도 지금까지 충치 하나 없는 깨끗한 치아를 보존할 수 있었다. 그러나 나이와 더불어 잇몸이 약해지면서 조금 피곤하기만 해도 잇몸에서 출혈이 일어나곤 했다. 바로 그 무렵 이 책과의 운명적인 만남이 이루어졌다. 처음엔 의식적으로 정성껏, 시간을 들여 양치질을 했는데, 습관화되면서 별 어려움 없이 긴 시간 잇몸을 양치질하게 되었다. 덕분에 지금은 잇몸이 많이 건강해졌다. 아마 다른 어떠한 건강 관련 서적에서도 찾아보기 힘든 유익한 건강법이라고 생각한다.

그리고 또 한 가지, 이 책은 다른 여느 건강 서적들과는 다르게 우리 사회에서는 아직도 터부시되고 있는 중장년기 성생활을 다루고 있다. 3대 욕구의 하나라고 하는 성욕에 대해 우리 사회는 조금 왜곡된 시선으로 바라보는 듯하다. 그러나 더 이상 애매모호함으로 삶의 한 토막을 덮어 버리는 과오는 범하지 말아야 할 것이다. 과다한 식욕도 문제가 되지만, 식욕이 없어지는 것 또한 건강에 적신호이듯이, 부부간에 무리하지 않는 선에서 즐기는 부부생활은 오히려 삶의 활력소가 될 것이다.

이미 장수화 시대에 접어든 지금, 한 번쯤은 읽어 볼 만한 책으로 주변 사람들에게 권하고 싶다. 이 책을 손에 든 당신은 건강한 노년기를 컨트롤할 수 있는 자신감을 얻게 될 것이다.

:: 차례

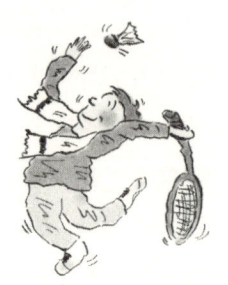

제1장 | 몸은 이대로 괜찮은가

001 여기서 끝낼 수는 없다 15
002 요령을 알아 두자 18
003 몸은 정밀기계 21
004 혈액과 림프액 23
005 노화가 미치는 영향 25
006 생명의 리듬 28
007 칼로리 과다 섭취 NO! 31
008 교감신경 우선형 인간? 34
009 운동은 몇 살까지? 37
010 운동이 중요한 이유 40

제2장 | 마음은 몸과 연결되어 있다

011 몸이 보내는 적신호 45

012 의사와 좋은 관계를 47

013 몸의 신비 50

014 마음이 병들면 몸도 53

015 혈액형과 스트레스 56

016 인간은 식물이다 59

017 인간도 환경의 생물 61

018 자율신경 64

019 삶의 방식을 바꾸는 날 67

020 몸의 의식 혁명 70

제3장 | 모두에게 장수가 가능한 시대가 왔다

021 과거에 얽매이지 말자 75

022 늘어난 평균 수명 78

023 불로불사의 비밀 80

024 120세를 향하여 83

025 고령자의 현실 85

026 새로운 발상이 필요한 때 88

027 고령자 사회를 만들기 위해 91

028 우선 치아를 지키자 93

029 치아 없이는 살 수 없다 96

030 남아 있는 영구치=건강도 98

제4장 | 작전 개시는 치조농루의 격퇴부터

031 입이 수행하는 역할 103
032 치조농루는 장수시대의 상징 106
033 치주낭의 깊이 109
034 구강내 환경 112
035 어떻게 치료할 것인가 114
036 치약 무용론 116
037 잇몸을 닦는 것이 비결 119
038 씹는 것은 살기 위한 기본 동작 121
039 음식 섭취로 면역력을 높인다 124
040 회사 중심에서 자기 중심으로 127

제5장 | 몸을 건강하게, 섹스가 노화를 막는다

041 전체 의치를 하지 않기 위해서 133
042 더 이상 노후란 없다 136
043 한결같이 산다 139
044 두 번째 결혼 141
045 새로운 생활을 위한 제안 144
046 인간이 사는 힘 147
047 고령자의 섹스 라이프 150
048 행복한 섹스를 위해서 153
049 침대 안에서의 민주주의 156

050 만족스런 섹스가 가져오는 행복 159

제6장 | 섹스로 생활을 새로이한다

051 부부 관계를 새로이 165
052 마음먹은 순간 행동으로 168
053 파트너에게 감사의 마음을 171
054 아내의 갱년기 174
055 음란물의 주술에서 벗어나자 177
056 여러 성의 형태 180
057 사랑하는 여자에게 꽃다발을 183
058 남편의 갱년기 186
059 몸을 만져 주는 의미 189
060 고령기 섹스 192

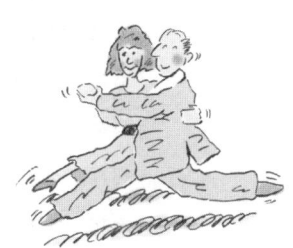

제7장 | 고령의 최대 적인 치매와 싸운다

061 건망증 VS 치매 197
062 치매는 왜 일어나는가 200
063 알츠하이머의 열쇠 203
064 치매 예방 스터디 205
065 치매 예방 격퇴법 208
066 알츠하이머 211

067 치매에 걸리기 쉬운 식사 214
068 조식粗食이 장수의 비결? 217
069 치매 예방을 위해 220
070 스스로 도전한다 223

제8장 | 뇌 기능을 퇴화시키지 않기 위해

071 뇌의 대체 기능 229
072 기억력의 쇠퇴부터 232
073 치매의 초기 증상 235
074 뇌를 단련한다 237
075 뇌의 활성화 240
076 적극적으로 웃자 243
077 노망의 지름길 246
078 생활 의식에 혁명을 249
079 하체의 운동 능력 252
080 걷는 것이 가장 중요 255

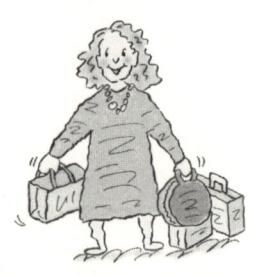

제9장 | 고령의 몸을 고려하는 식생활을 생각한다

081 적당한 공급, 완전한 소비 261
082 식생활 포인트 5 264

- **083** 3대 영양소와 유기성 성분 267
- **084** 비만이 되는 구조 270
- **085** 비만을 방지하는 식생활 273
- **086** 비만지수 계산법 275
- **087** 음식물 섭취 밸런스 277
- **088** 키 포인트는 야채 280
- **089** 야채를 듬뿍 섭취하자 283
- **090** 항산화 음식물 286

제10장 | 야채의 힘을 재인식하여 우울증을 극복한다

- **091** 야채가 가진 다채로운 기능 291
- **092** 무의미한 목표 수치 293
- **093** 야채는 맛을 조합하여 296
- **094** 된장국의 효용 298
- **095** 충분한 수분 섭취 301
- **096** 영양은 식품으로 304
- **097** 우울증에 대하여 307
- **098** 우울증은 어떤 병인가 310
- **099** 우울해지면 휴식을 취한다 313
- **100** 최후의 어드바이스 316

제1장

몸은 이대로 괜찮은가

>> 젊다고 생각했는데 벌써 쉰을 넘었다
밀려오는 노화의 물결에서 생각했다

001 여기서 끝낼 수는 없다

'인생 50'이란 말이 있다. 인생은 50년이면 끝이라는 의미이다. 그런 50대에 접어들어 나는 도중에 회사를 그만두었다. 그 일을 계기로 나는 어딘가에 내 인생의 커다란 전환점이 있는 것은 아닐까, 뭔가 큰 사건이 일어날지도 모른단 생각으로 하루하루를 지내 왔다. 하지만 아버지가 돌아가신 것과 딸이 결혼한 것 외에 특기할 만한 일은 없었다.

다만 음모에 새치가 생기고, 무리할 수 없는 몸이 되었다.

나의 경우, 딱 30대 중반에 그 무렵 근무하던 곳에서 휘트니스 잡지 창간에 관여하라는 제안에 (그것은 『타잔』이라는 이름의 잡지로 현재도 실적이 좋은 것 같다), 그 일과 관계도 있고 해서 헬스클럽에 다니기 시작했다.

얼마 안 지나서 그 잡지와는 손을 끊었지만, 헬스클럽에 다니는 습관만은 남아서 그 후 20여 년 간 근처 공원을 뛰어다니면서 그런대로 몸을 움직여 왔던 것이다.

동년배들과 비교하여 체력 면은 어떤가, 스테미너와 집중력은 어떤가 하는 점도, 특별히 함께 신체를 단련하는 친구가 있는 것은 아니기에 잘 모르겠다. 하지만 아직까지는 해외 여행을 가서 죽을 만큼 무거운 여행용 가방도 거뜬히 들어 올릴 수 있다.

그러나 몸은 거짓말을 안 하기 때문에, 젊었을 때는 자가용으로 당일에 교토京都에 다녀오거나, 야마가타山刑의 신죠新庄까지 밤새 달려 낚시를 하러 가기도 했는데, 지금은 언제 그랬냐는 듯 지구력이 없어졌다. 몸을 나름대로 움직여 왔는데도 이 모양이다.

밤샘을 할 수도 없게 되었다. 밤 12시가 넘도록 일을 하면 머리 속이 한계점에 도달한 원자로와 같은 기분이 든다. 속상하지만 확실히 체력이 떨어지고 있다고 생각할 수밖에 없다. 반면 일 처리 능력만큼은 좋아졌다. 혼자만 그렇게 생각하는 것인지 모르겠지만, 젊었을 때보다는 경험도 늘고 지식도 풍부해져서 일하는데 융통성도 생겼다(그런 느낌이 든다).

실제로 어떤지는 옛날과 지금, 같은 환경에서 일하고 있는 것이 아니기 때문에 비교할 수는 없다. 하지만 알게 된 것은, 효율적으로 휴식 시간을 가져 쉬어 가면서 일하지 않으면 젊은이를 당해 낼 수 없다는 것이다. 체력은 없어졌지만 지혜는 내가 더 가지고 있다(그런 느낌이 든다). 요컨대 요령 말이다.

나의 소중한 몸은 앞으로 어떻게 변해 갈 것인가. 노화란 어떤 것일까.

인생을 50에서 마감할 수는 없다는 것이 지금 내 자신의 솔직한 심정이다.

002 요령을 알아 두자

건강하기 위한 100가지 힌트를 쭉 나열해서 보여주겠다는 그 효시에 '인생은 요령이다'와 같은 무책임한 이야기를 써도 괜찮을지 잠시 망설였다.

하지만 젊은이들한테 질 수는 없다는 마음은 거짓이 아니다. 나 잇값도 못하고 젊은이와 경쟁한다는 시시비비는 제쳐 두고라도, 지금 50대 남자들이나 60세를 넘은 남자들 중에 자신에게 아직 전투 능력이 있다고 생각하는 인간은 아마 모두 그런 기분일 것이다.

집 근처 공원에 나가 보면, 나와 동년배이자 옛날에는 '타잔'이었을 것이라 여겨지는 사람들이 공원을 뛰어다니고 있다. 그러다 신문 등에서 가끔 〈모지역 모씨(56세), 3종 경기 중 쓰러져 사망〉

등의 신문기사를 읽거나 하면, '이렇게 동네나 뛰어다니는 것만으로 괜찮을까' 라는, 다소 두려움을 동반한 소박한 의문을 품는 것이다.

이런 일을 포함하여, 나 자신이 현실적으로 직면하고 있는 '나이를 먹는다' 는 사실을 대체 어떻게 받아들여야 하는 것일까. 지금까지는 이런 일에 무심하여 몸이 쇠약해지는 것도 의식하지 않았지만, 아무래도 '지금 이 상태에서 이런 의식 수준으로 할아버지가 되는 것은 곤란하지 않을까' 하는 것이 지금 나의 솔직한 심정이다.

그렇다면 어떻게 하면 좋을까. 지구력 없어진 것이 어쩌면 나이 탓일지 모른다는 생각이 들기 시작했을 때, 여러 가지로 고민해 얻은 결론이 있었다. 그것은 장시간의 작업에 견딜 수 없다면 수시로 휴식 시간을 가지면서 하자는 것이었다.

요컨대 몸을 효율적으로 사용하는 요령을 알아 두어야 한다는 것이었다. 우리들에게 몸은 자동차나 컴퓨터와 마찬가지로, 그 자세한 메커니즘까지는 알 수 없는 블랙박스와 같은 존재이다. 몸 안의 장치가 어떻게 이루어져 있는지 대충은 알고 있고 조종법도 터득하고 있지만, 망가지면 두 손 들 수밖에 없어서 의사의 신세를 지는 것이다.

우리들은 젊음이라는 것을 과신하며 몸 사용법을 그다지 고려하지 않았다. 의료비도 장난이 아니다.

  몸을 의사에게 의탁하지 않기 위해서는, 몸의 메커니즘에 대해 '노화'라는 문제를 제대로 다룬 기초 지식 = 메뉴얼의 재학습, 즉 요령을 습득할 필요가 있다. 나는 그렇게 생각한다.

몸은 정밀기계

003

우선 몸을 생각해 보자.

우리들은 자신의 몸의 메커니즘을 거의 모른다. 그 최대 원인은, 지금까지 그런 것은 몰라도 아무런 지장이 없었기 때문이다.

대부분의 사람들이 인체해부도나 골격표본, 게다가 X-레이 사진이나 머리의 스캔 사진 정도는 본 적이 있기 때문에, 몸 안이 어떻게 되어 있는지, 소화기와 호흡기, 심장과 혈관, 근육이 어디 있고, 각각의 장기가 어떤 기능을 담당하는지 대강은 알고 있지만, 그 이상에 대해서는 거의 모른다.

몸이 다른 블랙박스와 가장 다른 점은, 컴퓨터나 자동차처럼 재구입할 수도 없고 부품 교환도 할 수 없다는 것이다.

몸은 다음과 같은 부위의 집합체로 형성되어 있다.

① 입, 치아 = 음식 섭취, 호흡, 의사 전달 등
② 귀, 코, 눈, 피부 = 오감에 의한 주변 의식, 정보 수집 등
③ 뇌 = 사고, 신체 각 부위의 기능 관리
④ 위장 등 소화기 = 음식을 영양분으로 전환, 영양분을 흡수
⑤ 심장, 폐 등 = 혈액 순환, 산소 섭취 등
⑥ 생식기 = 성행위를 담당
⑦ 사지(손과 발) = 보행, 작업, 이동 등을 담당

이렇게 몸의 각 부위를 나열하여 몸의 문제를 생각해 나가려고 하면, 몸이 지닌 블랙박스로서의 높은 완성도나 폭넓은 기능성을 잘 알 수 있다. 나아가서는 과장하지 않더라도 생명의 위대함을 이해할 수 있게 된다. 또한 몸의 기능을 말로서 부위별로 써 나가면 각각의 부위가 별개로 존재하는 것처럼 느껴지겠지만, 인간의 몸은 이들 부위와 그들의 기능이 복잡하게 얽혀서 관여하고 함께 기능하며 이루어져 있다.

이 ①부터 ⑦까지의 아이템을 하나로 통합하는 것이 혈관과 혈액, 다시 말해 순환기와 신경이다. 이것이 대략적인 인간 몸의 약식도이다. 게다가 이것들은 살아 있다. 그리고 몸 그 자체는 매우 아름다운 것이다.

004 혈액과 림프액

이들 몸의 각 부위는 신경계 네트워크와 모세혈관, 동맥과 정맥 혈관, 그리고 림프의 혈액과 림프액의 작용이 하나의 전체 체계로 통합되어 있다. 몸의 운용 시스템 면에서 문제를 생각하면, 그 저해 요인은 두 가지 패턴으로 정리할 수 있다.

- Ⓐ 몸 안 어딘가의 특정한 부위가 못쓰게 된다
- Ⓑ 신경계통, 혈관, 혈액, 림프관, 림파액 등 전체를 통제하는 네트워트가 못쓰게 된다

몸의 부위별로 질병을 나열해 나가면 이야기가 너무 다양해져 영문도 모르는 이야기가 되기 쉬우므로, 편의상 위와 같은 분류를 하기로 하자. 이런 분류를 하면, 어깨가 결린다거나 어떤 특정 부

위의 상태가 나쁘다는 것은, 몸 전체 구조와 관계가 있다는 사실도 알 수 있게 된다.

여기서 몸의 에너지 발생 시스템을 설명하자면, 영양소가 함유된 혈액이 심장에서 나와 전신을 순환하는데, 이 혈액의 흐름이 원래 몸 기능의 중심이다. 혈액은 동맥에서 소동맥으로 갈라져 말단 세포까지 도달하고, 세포는 이때 필요한 영양분만을 받고, 대신 불필요한 노폐물이나 배설물을 혈액으로 내놓는다. 세포에 도달한 다음 되돌아오는 길이 소정맥, 정맥이 되는 셈이다.

동맥의 혈액은 심장의 맥동에 의해 신체 말단을 향해 분출되는데, 정맥 안의 피는 강한 힘으로 억제되어 심장에 돌아올 수 없다. 또한 정맥의 혈액 중에는 각 세포에서 배설된 노폐물이 포함되어 있는데, 이것은 간이나 신장으로 모아져 배설물이 되는 구조를 이루고 있다. 정맥은 이런 식으로 노폐물을 운반하기도 하고, 정맥판의 도움으로 혈액이 역류하는 것을 막는다. 이 정맥판이 제대로 작동하지 않아 피가 고이면 그 부위가 부어오르는데, 이것이 악화되면 '정맥류'가 된다.

혈액이 정체되는 원인은 운동 부족과 칼로리의 과다 섭취이다.

우선 문제는 원활한 혈액의 흐름을 실현하는 일이다. 몸 안을 순조롭게 흐르는 혈액을 토대로 건강한 생활을 재구성하자.

005 노화가 미치는 영향

죽음의 형태를 조사해 보면, 부품 한 곳이 망가져서 죽는, 이른바 '파트(부위)의 죽음'에 의한 사망이 5~60대 사망의 대부분을 차지한다.

제2차 세계대전 이후의 일본 사회에서 미소라 히바리美空ひばり도, 이시하라 유지로石原裕次郎도, 요로즈야 긴노스케萬屋錦之介도, 오카와 하시죠大川橋藏도, 가츠 신타로勝新太郎도…… 제2차 세계대전 이후의 대중문화를 선도한 스타들은 무엇 때문인지, 모두 이렇게 죽었던 것이다.

쇼와昭和시대 스타들의 공통된 사망 원인에는, 아마 이들의 부품 한 곳만이 결손될 수밖에 없었던 배경이 있지 않았나 싶다. 즉

'피로 회복'이라는 말을 모르는 척 제대로 휴식도 취하지 않았고, 술 같은 것도 정도가 없었으며, 맹렬히 활동을 계속하여 몸을 혹사시킨 역사 말이다.

지금도 5~60대에 명을 다하는 사람들이 상당수 있다. 내 주위에서도 오랜 지인이 하나 둘 죽어 간다. 이것은 요컨대 지금 50대 인간은 앞으로 두 가지 타입으로 크게 나누어질 것이라는 말이다.

인간은 5~60대의 인생 중반에 죽어 가는 인간과, 평균 수명을 넘어 장수를 누리는 인간으로 나뉜다. 이것이 현실인데, 당신 자신은 그중 어디에 속하고 싶은가?

일본인의 평균 수명은 놀라운 속도로 장수를 향해 늘어나고 있는데, 그 배경에 있는 것이 이 〈파트의 죽음〉에 의한 파탄의 감소이다. 의학적으로 말하면, 개별 장기가 소정의 기능을 할 수 없게 되어 맞이하는 죽음은 큰 폭으로 줄었다는 뜻이다. 이 점에서 커다란 역할을 하고 있는 것이 종합건강진단의 보급이다. 구체적으로는 암 등을 들 수 있는데, 건강진단으로 암을 조기에 발견하여 사망률이 빠른 추세로 감소하고 있다.

건강하다는 것은 중요하지만, 단지 장수하고 싶다는 것만으로는 의미가 없다. 〈WHO 헌장〉에도 있지만, 건강은 사는 목적이 아니라 수단인 것이다.

종합건강진단을 받아 몸의 변화를 조기에 발견하는 것도 모두 포함하여 다시 한 번 필요하다고 느끼는 것은 '고령기 몸에 대한 요령'이다.

요령 = 벼리가 될 만한 중요한 골자나 줄거리

강한 척하는 것을 차치하면 몸은 틀림없이 나이를 먹어 간다. 서서히 쇠퇴해 간다.

자신의 몸에 어떤 에너지를 보급하고, 그것을 어떻게 사용할 것인가. 그 시스템에 의해 생명을 어떠한 형태로 유지하는가.

젊었을 때에는 알 필요도 없었던 몸에 대한 여러 가지 사항, 노화에 관련된 것을 지금 이 시점에서는 제대로 알아 두어야 한다. 그렇지 않으면 요령 있는 '노후'를 살 수 없다.

006 생명의 리듬

몸의 시스템에 대해서는 아마 자율신경에 관한 이야기부터 하는 것이 가장 쉬울 것이다.

우선, 인간〈동물〈생물 이다. 모든 생물이 그런 것처럼 인간도 낮과 밤, 지구가 만들어 내는 빛의 유무에 의한 두 가지 상태에 반복하여 적응하면서 살고 있다.

생물이 빛을 원하는 것은 빛이 열을 생성하는데 도움을 주기 때문인데, 모든 생물이 가진 빛에 반응하는 체내 시계를 인간도 몸 안에 가지고 있다. 아침이 오면 밖에서 활동할 준비를 하고, 밤이 찾아오면 몸은 여기에 맞추어 휴식을 취하려고 한다.

구체적으로 말하면, 인간 피부에는 아침이 도래한 것을 감지하는 센서가 있다고 한다.

'무신경'이라는 말이 있는데, 인간에게는 실제로 '무신경'이라는 상태는 없다. 단지 신경 네트워크가 두 가지 있어서, 대략적인 역할을 분담하여 교대로 몸을 컨트롤하고 있는 것이다. 이것이 교감신경과 부교감신경이다. 이 두 가지는 개그 콤비의 두 사람과 같이 역할을 구분하여 각각 책임을 분담하고 있다.

밤 동안 부교감신경에 몸을 맡기고 안식을 취한 몸은, 해가 떠오르기 시작하는 아침 4시나 5시가 되는 시점에서, 피부 속의 센서가 스위치를 바꾸어 교감신경이 작동된다.

자고 있는 동안 몸은 부교감신경의 지배하에 혈관을 확장하고 편안한 상태를 유지한다. 피는 말단까지 돌지 않고 거의 중요한 곳만을 순환한다. 그것이 교감신경계가 작동하기 시작하여 활동을 개시하게 되면, 전원 스위치가 켜진 상태처럼 몸 안의 혈관이 힘차게 신축하여 심장도 맥이 빨라지기 시작한다. "자, 지금부터 힘을 내야지!"라는 임전 태세를 갖추는 것이다.

인간의 몸은, 혈액이 혈관 속을 순환함으로써 순조로운 활동을 할 수 있는 것이다. 그리고 각 부위가 활동하기 위해 필요한 영양분이 혈액에 섞여 운반된다. 도달한 곳의 세포 속에서 미토콘드리아가 영양소와 산소를 결합, 연소시켜 에너지를 발생시킨다. 여기서부터 하루가 시작되는 것이다.

생기 있게 하루를 시작하는데 몸의 부위 중에 혈액을 가장 필요로 하는 곳은 뇌와 근육이다. 여기에 혈액이 순환되면 생활이나 노동을 위한 충분한 준비가 완료된다.

우선 인간을 액체로서 다시 파악해 보았다. 그리고 여기부터는 흘러가듯이 살아가는 방책을 모색하기로 하자.

007 칼로리 과다 섭취 NO!

　나이를 먹으니 피로 회복의 속도가 젊었을 때보다 늦어졌다. 이것은 말을 바꾸면 세포 활동의 속도가 완만해졌다, 즉 신진대사가 잘 이루어지지 않는다는 뜻이다.
　이렇게 되는 주요 원인의 하나가 일상적인 운동량의 변화이다. 젊었을 때만큼 심하게 몸을 움직이지 않게 되었기 때문에 에너지도 옛날만큼 소비하지 않는다. 에너지라는 것은 영양분, 즉 원래는 음식물이다. 우선 우리들이 자신에게 인식시켜야 할 것은, 우리들 식생활은 방치해 두면 금세 칼로리를 과다 섭취하게 된다는 점이다.
　먹는 것은 살아가는데 커다란 즐거움의 하나이다. 이 점도 한몫

해서 모두들 아침·점심·저녁 세 끼를 먹고도 입이 궁금하다며 타성에 젖어 먹는 경우도 많다. 사실은 이것이 비만이나 당뇨의 온상이 된다.

요전에 텔레비전에서 93세가 된 히노하라 시게아키日野原重明 선생의 생활을 소개하는 방송을 보았다. 그날 점심은 손가락만한 마드렌느 한 개와 우유 한 잔이 전부인 상당히 빈약한 식사였다. 저녁은 야채를 중심으로 한 성찬이었는데, 바쁘게 움직이는 가운데 하루에 1300kcal 섭취를 목표로 식사한다고 한다.

"몸을 굶주린 상태로 놓아 두는 것이 장수의 비결이라 생각합니다."

방송 중에 이렇게 이야기한 것이 인상적이었다.

1300kcal라면 눈 깜작할 사이에 섭취한다. 문제는 과다 섭취한 영양분이다. 음식물에서 섭취된 영양분은 혈액에 섞여 몸 속으로 운반되는데, 그 이상 운반할 필요가 없어지면 지방으로 변해 몸 안에 축적된다. 이런 현상이 쌓이고 쌓이면 비만이 된다. 이 영양분 과다 상태가 동맥경화에서 당뇨병에 이르기까지, 몸 안에서 온갖 나쁜 짓을 하게 되는 셈이다.

식사 자체는 부교감신경이 담당하여, 소화기가 움직이기 시작하면 부교감신경의 스위치가 켜진다. 만약 일하는 중이라면 교감신경이 필사적으로 한참 가동되고 있을 때이다. 식사는 부교감신경이 위에 혈액을 모으려고 하기 때문에, 모순된 두 가지 지령이 몸 안에 내려지게 되면 몸은 혼란 상태에 빠진다. 스트레스가 쌓이고, 머리도 혼란스러워진다. 학창 시절, 점심을 먹으면 5교시 수업은 졸려서 참을 수 없었던 경험이 누구나 있을 것이다. 그것이 바로 이 혼란 상태이다.

요컨대 운동선수나 한창 젊어서 활동이 왕성한 사람을 제외하면, 고령자의 몸은 생각보다도 훨씬 적은 에너지만을 필요로 하는 것이다.

008 교감신경 우선형 인간?

우선 자신의 몸이 하루에 어느 정도의 칼로리를 필요로 하는지 알아 보자.

일반적으로 중년 남자에게 필요한 칼로리는 2천kcal 정도. 식사 횟수나 시간에 대해서는 여러 가지 생각이 있지만, 식사의 양과 질에 탄력을 주고, 밤에 자기 직전에는 절대로 식사를 하지 않는 다는 것만큼은 공통이다.

낮에는 교감신경이 주도하고 밤에는 부교감신경이 주도한다는, 자율신경에 대한 대략적인 이야기를 했는데, 이 작용의 분담을 좀 더 명확하게 기술하겠다.

교감신경은 기본적으로 신체를 긴장시키기 위한 신경으로, 내

쪽에서 무언가를 적극적으로 해나가기 위한 신경이다. 한편 부교감신경은 긴장을 풀기 위한 신경으로, 어떤 상태를 수용하기 위한 (구체적으로는 음식 섭취와 영양 보급) 신경이다.

동물학적으로 말하면, 소동물일수록 교감신경이 발달해 있다. 강아지나 새끼 고양이도 그렇지만, 야생의 소동물은 거의 수면을 취하지 않는다. 이것이 외부 적으로부터 자신을 지키고 살아남기 위한 나름대로의 방법이다. 소동물은 다른 동물에게 잡아 먹히지 않을까 항상 불안에 떨고 있다. 야행성이기도 하다. 자지 않고 활동한다는 것은 교감신경이 계속 작용하고 있다는 것이다. 교감신경이 계속 긴장하고 있으면 내장이 제대로 기능하지 못한다. 그래서 소동물은 단명한다.

일본인은 어느 쪽인가 하면, 근면하고 규칙 지키는 것을 좋아하는 교감신경 발달형 인간이 많다. 특히 우리 연배는 '경제 동물'까진 아니어도 근면 성실하고 가난한, 소동물형 일벌레인 교감신경 발달형 인간이 많은 것 같다. 정년퇴직은 원래 신경학적으로는 교감신경을 혹사하던 생활로부터 편안하고 의무에서 해방된 생활로 스위치를 바꾸는 작업이다. 그런데 그게 그렇게 간단하지만은 않아서, 본인이 편안해질 수 없는 것은 원래 우리들이 교감신경 우선형 인간이기 때문일지도 모른다.

현재 야마네 사토루山根梧 씨가 요츠야四谷에 문을 연 카이로플

래틱 시술소에는 아침부터 여기가 쑤신다, 저기가 결린다는 사람들이 많이 몰려들어 마사지를 받는다고 한다. 이러한 '통증'으로 고통 받는 사람들을 치료해 온 감상을 그는 다음과 같이 말한다.

"5~60대에는 몸 자체의 연령이라는 것이 그리 중요한 사항은 아니라고 생각합니다. 나이가 들어도 건강한 사람은 많이 있습니다. 예를 들면, 몸을 단련하는 것 하나만 보아도 '꿈'이나 '희망'을 갖지 않은 사람은 젊은이라도 좌절합니다. 하지만 그 꿈이나 희망, 목표가 있으면 나이가 든 사람이라도 정말 여러 가지 상황을 견뎌낼 수 있습니다. 지금은 그 연령을 노인이라고 한들 통용되지 않습니다."

두 개의 자율신경계의 수비 분담을 알고, 여기서부터 사는 방법을 강구해 보자.

009 운동은 몇 살까지?

몸은 여러 행위를 수행하기 위한 일종의 종합적인(살아 있는) 유기체이다. 우선 식사를 해서 영양을 보급하고, 그 영양을 칼로리로 삼아 에너지로 바꾼다. 그리고 그 에너지를 사용하여 사고하거나(노동하거나) 섹스하거나 운동하거나 표현하거나 휴식을 취하거나 자거나 하는 셈이다.

이 책에서는 이들 여러 인간적인 활동과 영위에 대하여, 노화와 관련하여 알아 두는 것이 좋은 '요령'을 단락적으로 서술해 나갈 생각이다.

인간이 살아 있다는 것은 생명 활동이자 생존 활동이며, 인간으로서의 생활이다. 이들 모든 단계에서 '나이를 먹는다'는 것의 의미를 특별 중요 사항으로써 인식하여, 자신의 인생을 생각해 나가는 데이터의 도처에 명기해 두고 존중해야 한다고 생각한다.

내가 이 책을 써야겠다고 생각한 가장 큰 동기는, 나름대로 운동도 하고 일하면서 여가도 즐기는 생활을 해오긴 했지만, 노화에 대해서 아무 염려도 하지 않고 이런 생활을 계속해도 되는 것인지 의문이 들었기 때문이다.

특히 3~40대에 나름대로 건강에 신경 쓰면서 일에도 몰두해 온 사람들이 우리 세대에는 꽤 많이 존재할 것이라 생각한다. 이 장년층의 생활 습관을 우리들은 어디까지 끌고 가도 되는 것일까. 구체적으로 말하면, 우리들은 몇 살까지 젊었을 때와 마찬가지로 운동에 몰두하거나 힘든 노동을 해도 지장이 없는 것일까.

이에 관해서 명쾌한 결론을 내린 서적이나 학설이 존재하지 않는 것은, 의사가 이 점을 생각하고 있지 않기 때문은 아닐까. 다시 말해서 이에 대해 일반론적인 결론을 내릴 수는 없었기 때문이 아닐까. 간단히 말하면, 사람에 따라 각기 다르고 개인 차가 있기 때문에 일률적으로는 말할 수 없다는 것이다.

인간은 의지와 공상의 동물이다. 현실과 자신의 꿈이나 이상 사이에 살아가는 에너지를 단순하게 연소시키는 무언가를 가지고 있는 것 같다. 이 점은 면역 기능 등을 논하는 부분에서 좀더 자세히 언급하겠지만, 살아가는 목표나 살면서 도달해야 할 목표가 없는 인생은 몸 상태가 나빠지기 쉬운 것이다. 여기에도 개인 차의 문제가 있다.

이 문제와 관련하여 일반론으로 논할 수 있는 부분을 나는 '요령'이라 부르려고 한다. 세상에는 디지털이 크게 유행하고 있는데, 인간의 생명은 유감스럽게도 이 디지털이라는 개념으로는 논할 수 없다. 이것이 바로 인간을 의지와 공상의 존재라고 하는 까닭이다.

010 운동이 중요한 이유

최근 텔레비전 방송에서도 미용관리 특집 등에서 '마법의 손이 몸을 마사지한다' 하여, 림프절을 중심으로 한 마사지의 기적적인 효과를 강조해서 말하고 있다. 혈액에 대해 논한 것에 부가하여 림프액에 대해서도 서술해 두고 싶다.

림프는 혈관과 더불어 몸 안을 돌고 있는데, 정맥에서 전부 운반할 수 없는 큰 노폐물 따위는 이 림프관을 통해 림프액으로 운반하는 역할을 담당하고 있다. 물론 림프의 가장 큰 역할은 면역 기능으로, 체내에 침입한 이물질을 격퇴하는 것이다.

림프도 그 자체에서 흐름을 만들어 내는 힘은 없고, 몸의 관절 부근에서 만들어진 림프절이 양손과 양발, 관절의 움직임에 맞추어 펌프와 같은 원리로 림프액을 내뿜게 한다. 이 림프액의 체류가 부종이 된다는 점은 이미 이야기했는데, 기적인지 아닌지는 차치하고라도, 몸은 움직이거나 마사지를 함으로써 몸 안의 흐름을 순조롭게 한다. 그러므로 전신 마사지를 하면 한두 시간 지나 부종이 없어지고, 수분이 소변으로서 체외로 배출되어 체중이 3kg이나 줄어드는 일도 생길 수 있는 것이다. 원래 어떤 생활을 하던 사람인가와도 관계가 있는데, 운동 부족에 과식을 하여 영양을 과다 섭취하는 사람이었다면 즉효를 보일 것이다.

조깅이나 헬스가 체력 강화에 좋은 것은, 몸을 움직여 맥박과 혈압이 상승되면 정맥 안의 혈류가 좋아져서 신진대사가 순조로워지기 때문이다. 특히 심장의 맥박을 매분 120 정도 수준에서 20분 정도 지속시키면 '유산소운동'이라 불리는 현상이 일어난다. 유산소운동 상태에서는 몸 안에서 대량의 에너지가 소비되고, 오래된 세포가 좀더 능력 있고 강력한 세포로 교체되어, 여기서 생긴 노폐물이 몸 속의 기세 좋은 혈류에 의해 처리된다.

운동을 한 다음의 상쾌함이나 승패와 관계 없이 느끼는 달성감의 정체는, 이 유산소운동으로 인한 대량의 에너지가 연소된 감각인 것이다. 몸의 각 부위가 가지고 있는 역할이나 기능, 이들과 몸 전체를 하나로 통합하고 있는 혈액의 흐름, 그리고 이 두 가지 요소가 잘 조화를 이루지 못할 때 생기는 것이 부종이다. 이 부종이 통증이나 가려움증이 되고 피로를 느끼게 하는 등, 몸의 여러 감각이 된다.

조깅도 헬스도 생리학적으로는 몸에 가해지는 부하의 문제인데, 요는 늙고 젊음과는 관계 없이 정도의 문제인 것이다. 어떤 일정 연령에 도달하여 하루 운동량도 칼로리 섭취량도 적은 사람이 격렬한 운동만을 한다면, 몸에 지나친 부담이 되어 좋지 않다는 점은 잘 알려져 있다. 조깅도 매일 계속 한다면 쾌적한 생활 습관이 되어 상쾌한 일이지만, 어느 날 갑자기 결심하고 달리거나 한다면 사고를 일으키기 쉽다. 건강진단 등을 통해 심전도 검사를 받고, 부정맥이 생기지는 않았는지 여부를 체크해 두는 것이 좋다.

발은 '제2의 심장'이라고 불릴 정도이므로, 사지가 갖는 운동 기능을 쇠퇴시키지 않고 유지하는 것은, 뇌나 생식기, 소화기 기능을 유지하는 것과 마찬가지로(사실 이들은 모두 밀접하게 연결되어 있어 하나인 셈이지만) 중요한 일이다.

고령화된 몸이 항상 문제시해야 하는 것은 정도와 밸런스이다. 몸은 매일 계속 움직여야만 한다. 그리고 몸에 이제까지 없었던 부담을 갑자기 가하는 일은 피해야 한다. 너그럽고 느긋하게…… 자신에게 맞는 스타일로 살아간다. 이것이 '요령 있는' 삶이다.

제 2장

마음은 몸과 연결되어 있다

>> 스트레스가 몸을 병들게 한다
그러므로 인생은 즐겁게 살자

011 몸이 보내는 적신호

몸은 생리적 욕구를 시사하는 메시지, 즉 일상생활을 컨트롤하기 위한 신호를 내보내는 한편, 시종 그와 병행하여 몸의 컨디션을 알려 주는 다양하고 중요한 메시지를 계속 발신하고 있다.

이 발신된 메시지 중에는, 예를 들어 아침에 페니스가 발기하거나 자는 동안 무언가 꿈을 꾸는 것도 포함된다. 이것들은 원래 자기 몸이 정상적으로 기능하고 있다는 것, 즉 정상이고 건강할 때는 의식하지 못하는 어떤 의도를 전달하는 경우가 많다.

허리나 어깨가 아픈 경우는, 물론 근육 그 자체가 아픈 경우도 있지만, 몸에 이상 증상이 나타나는 것이라고 생각하는 게 좋다. 허리나 어깨, 치아는 몸 안의 컨디션을 표시하는 메터 장치이기도 하기 때문이다.

　몸은 기업과 닮은 점이 있다. 어딘가 컨디션이 나쁘다는 것은, 어딘가 한 부분에 적자 채산 부문이 있어서 그것이 회사의 업적 전체를 낮추는 것과 마찬가지이다. 그 기업 상태의 좋고 나쁨은 기업 내부의 모순, 앞길을 가로막는 장애 등이 그 적자 부문의 동향에 집약된다. 몸도 이와 마찬가지 구조를 가지고 있는 것이다.

　사회생활에 비유하면 긴급 경보를 발령한 것과 같다. 종합경비보장의 경비원들이나 세콤과 같은 안전보장 시스템의 담당자가 급히 달려가야 하는 정보나 신호를 발신하고 있는 것이다.

　이 정보가 즉 이가 아프다, 몸이 나른하다, 숨이 막힌다, 열이 난다 등의 형태로 내보내지는 것이다. 요컨대 이것들은 몸의 황색 신호나 적색 신호를 알리는 시그널인 셈이다. 이렇게 자기 몸이 발신하는 신호는, 몸 어느 부분엔가 무슨 일이 생겨서 면역 기능이 필사적으로 작동하고 있다는 사실을 알려 주는 것이다.

　자신이 자기 몸에서 느끼는 여러 가지 사항, 즉 조금 살이 쪘다거나 눈이 빨갛다거나 하는 것도 포함하여 몸이 내보내는 시그널은 모두 의미를 가지고 있다. 지금 몸이 어떤 상태인지를 가르쳐 주려고 하는 것이다. 몸이 내보내는 신호를 간과하고 넘어가지 않도록 해야 한다.

012 의사와 좋은 관계를

몸이 내보내는 이상 신호는, 전쟁터에서 실시간에 발신되는 전황을 전하는 뉴스와 같은 것이다. 아프거나 나른하거나 열이 있을 때, 지구 방위군처럼 우리 '몸 방위군'은 혈액과 림프액, 그리고 그 안에 포함된 마이크로퍼지(식세포)라 불리는 여러 기능을 가진 세포군, 과립구, 림프구, 혈소판, 적혈구, 섬유세포, 근세포 등등 다양한 무기가 총력을 다해 침입한 외적에 대해 총공격을 가하고 있는 것이다.

이때 필요한 것은, 도를 넘는 약물의 원조나 치료의 지원군이 아니라, 혈류나 림프액의 흐름을 좋게 하는 가벼운 운동이나 체내에 좋은 혈액이 흐르도록 도와주는 일이다. 예를 들면, 유산소운동 등으로 몸에 일정한 자극이나 부하를 가하는 일 말이다. 통증이나 발열, 몸의 이상 감각은 방위군이 필사적으로 싸우고 있다는 전황을 전하는 신호인 것이다.

우리 '몸 방위군'은 과립구·림프구 등으로 외부에서 침입한 박테리아 따위의 외적에 대항하여 통증이나 마비, 발열, 피로함, 권태감 등의 초기적인 메시지를 내보내면서 맞서 싸워 격퇴하려고 한다. 이것이 지금 한창 화제가 되고 있는 '면역 기능'이다.

이 방위 전쟁에서 이기지 못하고 방위군이 열세에 밀려 전쟁이 더욱 확대되면, 몸은 그 이후의 구체적인 대응과 개선책을 강구하기 위해 다음 단계 메시지를 내보낸다. 즉 체중 감소나 소변 이상, 고열이나 구토, 혈담 등 명백히 몸 안에 긴급을 요하는 이상이 생겼다는 사실을 명확하게 전달하려는 메시지를 내보내는 것이다.

그때서야 참을 수 없어서 의사를 찾아가면, "어째서 이 지경이 되도록 방치했습니까!"라고 따끔한 한마디를 듣게 된다.

의사를 찾아간다고 모두 해결되는 것은 아니지만, 아무리 보험 부담금이 높아져서 화가 난다고 해도, 참을 수 없는 한계에 도달할 때까지 의사를 찾지 않는 것도 별로 좋지 않은 것 같다. 감기나 어느 정도 그 증상을 아는 병은 초기에 격퇴한다는 마음을 가져야 한다. 예를 들어 감기에 걸렸다면, 비상 감기약을 복용하고 몸을 따뜻하게 하여 휴식을 취한다. 또한 수면을 충분히 취하여 몸에서 피로를 없앤다. 그래도 낫지 않으면, 억울하지만 의사를 찾아갈 수밖에 없다.

일상생활에서 몸의 상태를 정확하게 파악해 두기 위해 필요한 것이 정기 검진이다. 정기 검진은 이 책에서도 가장 중요한 행위의 하나로 빈번히 얼굴을 내밀 것이다. 의사와 좋은 관계를 유지하는 표준적인 방법이다.

013 몸의 신비

몸이라는 블랙박스 내부의 상세한 시스템은 상당히 밝혀져 있지만, 아직도 불확실한 점이 많다.

어떤 의사가 말하기를 인간 몸의 구조에 대해 현대 의학은 전체의 5% 내지 6%밖에 알지 못한다고 한다. 그래도 의학의 최첨단에서는 종래 10만이라고 했던 사람의 유전자가 사실은 3만 종류 정도라든가, 몸 내부로 침입한 것을 격퇴하는 면역력 등의 시스템이 있다든가, 치매와 뇌의 각 부위 기능의 관계라든가 하는, 인체의 비밀은 엄청난 속도로 밝혀지고 있다.

의사가 전체의 단 5%의 지식만으로 병을 치료하고 있다고 생각하면 너무나 마음이 놓이지 않는다. 여기서 새삼스럽게 인간의 몸이 컴퓨터나 자동차, 비행기가 아니라 자의식을 가진 유기생명체라는 사실을 깨닫게 된다. 의학의 문제는 단지 수수께끼 투성이인 상태에서 의식과 인식의 문제, 자신이라는 존재와 사회, 나아가서는 왜 이 세상에 자신이 존재하는가 등, 인간 철학의 문제에 봉착되고, 그 다음은 대암흑의 우주를 표류하는 듯한, 다시 말해 확실한 것은 아무것도 없는 듯한 기분이 든다.

하지만 문제를 해결할 열쇠는 있다. 적어도 이 시점에서 몸에 의식이 수반되어 존재한다는 점은 틀림없기 때문이다. 우리들은 일단 신중하게 정신과 육체를 나누어, 데카르트가 '인간은 생각하는 갈대'라고 한 장소, 근대의 자아가 싹튼 그 장소에서 출발할 수밖에 없다. 즉, 육체는 정신의 그릇이며 마음의 그릇인 셈이다.

그리고 나는 몸 상태가 나쁘다는 것을 감각 레이더로 냉정하게 수용할 수 있는 몸의 일정한 안정 상태를 '건강'이라 부르고 싶다. 이런 식으로 생각하지 않으면, 건강한 인간은 건강을 의식하지 않고, '건강'은 건강하지 않은 인간의 의식의 산물이라는 우스운 입장에서 벗어날 수 없는 것이다.

생각해 보면, 진짜 건강한 인간은 자신이 건강한지의 여부를 전혀 신경 쓰지 않고 하루하루를 즐겁게 보내고 있는 것이다.

결국, '건강하다'는 의식도 자신이 건강하지 않을지 모른다는 느낌에서 시작되는 불안이다. 예를 들면, 병으로 입원해서야 뼈저리게 '건강하다는 것은 감사할 일'이라고 느끼는 것이 그것이다. 그렇다면 우선 건강하게 생활하기 위해서는 자신이 건강한지 아닌지만을 항상 걱정해서는 안 된다. '병은 마음으로부터'라는 속담은 그런 상태를 꼬집어 말한 것인지도 모르겠다.

014 마음이 병들면 몸도

의사와 어떻게 좋은 관계를 유지할 것인가도 중요한 문제이다.
강박관념에 사로잡힌 듯이 "이건 병이 아닐까, 어디가 이상한 것은 아닐까"라고 굳게 믿어 버리는 정신 상태라면 여기에서 탈피하는 것도 어렵다.

의사와 좋은 관계를 유지하는 기본적인 자세란, 되도록이면 정기적인 체크를 받는 정도로 생각하는 것이 가장 좋다. 다소 집요하게 들릴지 모르지만, 적어도 1년에 한 번 정도는 종합건강진단을 받아 몸을 전부 체크하도록 하자.

이것은 어찌 보면 건강에 대한 의식 문제이다. 자신의 정상 상태를 명료하게 인식하고 있으면, 눈앞에 닥친 이상 신호를 자각할 수 있다. 휴식을 취하면 회복할 수 있는 정도의 이상인지, 의사의 도움이 필요한지의 여부도 판단할 수 있을 것이다. 필요한 것은 건강한 몸의 감각을 유지하는 일이다.

'병은 마음에서 온다'는 말은 동양의학적인 사고방식을 배경으로 전해져 내려온 것이다. 실제로 긴 세월 함께 했던 부인이 죽은 뒤에 낙담한 남편이 슬픔 속에서 뒤따라가듯 얼마 안 지나 죽는 사례만 봐도 알 수 있다.

마음과 몸의 인과 관계, 그것도 '병'이라는 불행한 사실을 개재한 관련은, 그야말로 최첨단 의학의 연구 성과로서 겨우 해명되어지고 있다.

인간의 정신 활동이 직접적으로 몸의 기능에 작용하는 것은 자율신경을 통해서인데, 여기에서는 기쁘다거나 괴롭다거나 하는 심리 요인이 몸 컨디션에 바로 직결된다. 학교 가기 싫은 아이들이 학교 가는 시간이 되면 정말로 배가 아파 오는 것은, 마음이 그대로 몸 컨디션에 반영되어 작용하고 있다는 증거이다.

또 체내의 백혈구와 림프구의 밸런스는 정상적인 상태에서는 60% 대 40% 정도지만, 정신적으로 스트레스가 쌓이는 생활을 계속하면 림프구가 25% 정도로 감소된다고 한다. 중요한 건, 이 림프구 20%라는 수치가 진행암 환자의 비율이라는 것이다.

원래 마음은 몸을 지배하고 있다고 해도 과언이 아니다.

몸과 마음은 요컨대 자율신경 시스템을 통해 밀접하게 연동한다. 의학적으로 말하면, 마음을 어떻게 하는가와는 관계 없이, 나빠진 몸 기능을 시약 등의 치료만으로 회복시킨다는 생각 자체가 무리다. 인간은 교감신경과 부교감신경이라는 두 가지 신경계 사이에서 오락가락하는 존재인 것이다.

015 혈액형과 스트레스

　몸과 마음은 자율신경계와 피의 흐름을 매개로 밀접하게 관련되어 있다는 사실이 밝혀졌다. 이와 동시에 지금까지 아무런 근거도 없다고 여겨졌던 혈액형과 인간 성격의 상관성도 어느 정도 밝혀졌다.
　인간의 용모나 체형과 성격의 관계를 연구한 학문으로서는 크레츠머Kretschmer의 〈체형학〉이 유명하다. 간단히 말하면, 마른 사람은 신경이 예민하고 섬세하며, 조금 통통한 사람은 대담하고 일을 당해도 동요하지 않는 성격이라는 것이다. 구체적으로 예를 들자면, 전자는 아쿠타가와 류노스케芥川龍之介이고, 후자는 사이고 다카모리西鄕降盛라는 이야기이다.

나도 대학교 심리학 수업에서 배운 거지만, 이미지만으로도 왠지 설득력이 있다고 생각했다. 그 당시 선생님은 "이것은 가설입니다"라고 이야기했지만, 혈액형 학설의 근거가 될 수도 있음직한 이야기이다.

인종에 관한 이야기인데, 백인과 흑인은 O형과 A형이 대부분인 것 같고, O형·A형·B형·AB형의 네 가지 패턴으로 나뉘는 것은 몽고로이드, 그중에서도 일본인이 가장 분명하게 나뉘는 것 같다. 이들 혈액형에 따라 그 혈액 중의 림프구 퍼센트를 조사해 보면 다음과 같은 수치가 된다.

O형 = 39%, B형 = 37%, A형 = 36%, AB형 = 34%

림프구는 부교감신경의 컨트롤 하에, 이와는 반비례의 형태로 증감하는 과립구는 교감신경계의 컨트롤 하에 있다. 그리고 앞에서 언급한 대로 교감신경은 몸이 부지런히 일할 때 기능하며, 부교감신경은 여유 있고 편안하게 휴식을 취할 때 작용한다.

이 두 가지 요건을 결부시키면 림프구가 많은 O형은 유유자적한 성향이 강하고, 과립구가 많은 AB형은 성급한 성격이 강한 셈이다. 혈액형은 각기 패턴의 림프구의 수치 차가 O형과 AB형 사이의 최대 5%이므로, 결국은 통계적인 경향의 문제로서 절대적인 것이 아니라 개인 차가 있다는 말이다.

혈액형 자체는 고령화와는 무관하지만, 과립구와 스트레스의 관련에서 발암 메커니즘이 차츰 밝혀지고 있다.

　50세가 되어 가면서부터 내 주위에서도 하나 둘 암으로 죽어 가는 사람들이 생기기 시작했는데, 생각해 보면 모두 노력형이고 부지런한 사람이었다. 열심히 일할 때 기능하는 것은 교감신경이다. 성격도 관계해서 스트레스를 풀 수 없다거나, 깊이 잠들지 못하고 수면 시간이 짧다거나, 항상 긴장을 하고 있는 사람들에게 암 예비군이 많다. 이는 교감신경이 항상 바쁘게 작용하고 있는 사람에게 암이 많다는 이야기가 된다.

016 인간은 식물이다

　서양 의학은 원래 인간을 동물의 연장선상에 있는 것으로, 즉 진화론 계보 중에서 가장 진화된 생명 존재로서 인간을 자리매김하고 있다. 그리고 물론 대충은 이렇게 파악하는 것이 틀리지는 않다고 생각한다. 그러나 의학이라는 학문적인 범주에 얽매이지 않고, 후생성이 만든 법률이나 규칙에서 일탈된 것을 생각해 보는 것도, 불확실하지만 알아 두면 사는 것이 즐거워지는 경우가 상당히 많다. 그중 하나가 서양 의학의 한계성이라는 문제이다.
　즉 간단히 말하면, 인간을 동물로서만 파악해서는 인간 몸의 문제가 조금도 해결되지 않는다는 것이다.
　이는 내가 의사가 아니고, 의학적으로도 어느 정도 무책임한 입장에서 책을 쓰기 때문에 말할 수 있는 것인데, 이론 따위와 상관없이 이미지만으로 인간을 다음 세 단계로 파악할 수 있다.

① 마음(관념적 존재)
② 동물
③ 식물

물론 식물로서의 인간을 나아가서 ④⑤로 써 나갈 수도 있지만, 다세포생물 단계와 단세포생물의 진화 단계가 있으므로, 인간은 ④⑤를 전제로 한 ①②③의 세 가지가 적당히 균형을 이루며 조합된 존재라고 할 수 있다. 그렇게 생각하지 않으면 의학과 과학은, 영원히 종교나 신앙과 양립할 수 없고, 운이 좋다거나 감이 뛰어나다, 혹은 얼마나 확실한지는 모르지만 초능력 문제나 과학으로 설명할 수 없는 여러 현상을 설명도 없이 부정해야 하는 상황에 처하게 된다.

단지 물질만이 존재한다고 생각했던 20세기 철학에서는 결과론적으로 해결할 수 없는 문제가 너무 많았던 것이다. 환상이나 망상, 혹은 꿈이나 희망도 그렇지만, 인간이 생각하는 것, 즉 관념도 마찬가지로, 존재한다고 생각하지 않으면 사회과학뿐만 아니라 의학적으로도 설명되지 않는 것 투성이가 된다.

017 인간도 환경의 생물

　인간의 몸은 여러 종류의 세포가 모여 이루어져 있다.
　그중에는 백혈구와 같이 아메바 모양을 하고 있어서 아무리 봐도 진화론 초기 단계로밖에 여겨지지 않은 세포체로 존재하는 것도 있다. 이들은 단세포생물 단계에서 거의 형태적인 변화를 하지 않고 여기까지 이른 것이다.
　나는 인체도감에서 자율신경이 구석구석까지 뿌리를 뻗고 있는 일러스트를 볼 때마다, 혹은 혈관이 몸 속에 어떤 식으로 퍼져 있는지를 그린 도면을 볼 때마다, 나무가 땅 속에 뿌리를 내리고 밖을 향해 줄기와 잎을 뻗고 있는 모양과 똑같다고 생각해 왔다. 그리고 인간이 진화 과정에서 동물이기 이전에, 식물이 가진 생명 유지 시스템을 진화시켜서 몇 억 년이라는 역사적인 시간을 경험하고 있는 생명체라는 사실을 절실히 느낀다.

자신이 '식물의 후예'라는 점을 자각할 때마다 나는 찻집 창가나 출입문에 놓인 고무나무 같은 관엽식물 화분을 떠올린다. 덥거나, 춥거나, 그늘에 놓여 있거나, 직사광선에 노출되어 있거나, 배기가스를 할 수 없이 마시고 있어도, 식물들은 아무런 말도 하지 못한다. 주어진 환경 속에서 그저 자신의 역할을 다하며 서 있을 뿐, 아무리 혹독한 환경이라도 기껏해야 나뭇잎 하나를 힘없이 떨어뜨리는 정도이다.

고도의 경제성장이 계속되었을 때 '부정추소不定愁訴'라는 말이 생겼다. 이는 사회적인 관리나 노동의 괴로움, 자신이 처한 환경 등에 적응하지 못해서 정신적으로 괴로워하는 새로운 질병이었다. 지금으로부터 30년도 더 된 이야기이다.

부정추소란, 요컨대 지금의 표현을 빌면 '스트레스성 자율신경 실조'이다. 환경에 적응하지 못하는 것이 직접적인 원인인데, 이것은 틀림없이 현대사회에서 생활하는 인간의 식물적인 측면이 병을 앓는 것이다.

우리들은 자유롭게 이동하거나 좋아하는 것을 선택할 수 있는, 선택이나 행동의 자유를 가진 인간이다. 좋아하는 음식을 먹고, 밤이 되면 자기 집으로 돌아가 휴식을 취하는 동물적인 행동도 하면서 살아가는 것 같지만, 사실 꼭 그렇지만도 않다.

자신이 생활하는 장소로부터 증발할 수 있는 것도 아니고, 쉽사리 직장을 바꿀 수도 없으며, 같이 사는 가족을 바꿀 수도 없다. 요컨대 이러한 부분은 주어진 환경을 그대로 수용하고 살아가야만 한다. 자유롭지 못하다는 의미에서는 상당히 식물적인 생태 가운데서 생활하고 있는 것이다.

018 자율신경

　자율신경은 인간의 생명체로서의 역사 가운데서도 가장 오랜 역사를 가진 부분이다.

　단세포생물에서 다세포생물로 진화하여 세포마다 수행하는 기능이 달라지기 시작한 때부터 존재하는 신경이다. 그러므로 반응이 빠르다. 뇌가 상황을 판단하여 사고의 결론 같은 것을 내리면, 무의식중에 거의 순간적으로 반응한다. 여러 종류의 세포가 살아가기 위해 여러 가지 일을 분담하고 협력하여, 목적 달성을 위해 작업을 개시하는 것이다.

　자율신경은 교감신경과 부교감신경으로 구별되는데, 이 두 가지는 각각 담당 분야를 가지고 있다.

각 신경계의 기능은, 인간의 몸에서 가장 중요한 문제인 에너지를 키워드로 생각하면 알기 쉽다. 간단히 말하면, 에너지의 생산(제조와 보급)과 소비를 분담하고 있는 것이다. 또, 심리적인 부분을 키워드로 삼으면 흥분과 안정이라고 할 수도 있다.

교감신경은 몸을 활발하게 움직이기 위해 에너지를 소비하고, 몸을 운동시키는 역할을 담당한다. 이른바 운동, 일, 의식이 어떤 목적을 가지고 행동할 때 몸을 컨트롤하는 역할이다. 부교감신경은 몸이 에너지를 축적할 태세에 있을 때 작용한다. 음식을 먹고 소화하는 식사, 휴식, 수면 등의 일을 담당한다.

마음자세로 이야기하면, 교감신경은 힘을 내서 "자, 열심히 해보자!"라고 할 때 작용한다. 이 신경을 쉬지 않고 계속 사용하면, 몸에는 피로가 쌓인다. 한편 부교감신경은 마음자세가 평온하고 부드러워서 다른 사람에게 친절해진다. 맛있는 음식을 천천히 먹을 때의 상태이다. 그 반면 무기력의 세계가 닥쳐 오고, 금세 지치는 느낌이 든다. 혈관이 팽창하고 피의 흐름도 적당하여 몸은 따뜻해지지만, 이 상태가 지속되면 붓기가 생긴다.

또한 몸이 각 신경계의 지배하에 있을 때는, 몸의 상태뿐만 아니라 정신도 특정한 경향을 나타낸다. 교감신경이 지나치게 작용하면 지각이나 미각이 둔화되고, 사고력이 저하하여 넓은 시야로 판단할 수 없게 된다. 지나치게 사용하면 쫓기는 듯한 기분이 드는 것은 이 때문이다.

부교감신경이 계속 작용하면 지각이 굉장히 민감한 상태를 유지한다. 세세한 부분까지 여러 가지로 신경 쓸 수 있지만, 이 상태가 도를 지나치면 항상 무언가가 마음에 걸려서 끙끙거리며 생각하는 상태가 된다. 이런 몸과 마음이 잘못 연결된 상태가 '스트레스'인 것이다.

019 삶의 방식을 바꾸는 날

　마음속에 스트레스가 생기는 메커니즘을 자기 스스로 깨닫고 있으면, 자신에 대한 상황 판단도 객관적이고 냉정하게 내릴 수 있게 된다. 이것이 우선 몸의 정보를 이해하기 위한 가장 기본적인 지식이다. 이를 바탕으로, 일상생활의 사이클 가운데 불만 없이 순조롭게, 혹은 생활의 기쁨이나 충실감, 일하는 보람이나 휴식의 즐거움을 만끽하면서 살아갈 수 있는 상태를 '건강하다'고 한다. 건강은 상당히 불안정한 존재인데, 이는 몸과 마음이 서로 작용하기 때문이다.
　머리 속으로 이 점을 생각하면서 자신의 인생 폭이 넓어지는 것을 상상해 보자.

지금은 일단 건강하다고 할 수 있는 자신 몸의 현실을 인지하고 자각한 순간부터 길고도 긴 일종의 생존 게임이 시작된다. 앞으로 다가올 수많은 난적……치매, 성기능 쇠퇴, 치아 문제, 운동 능력의 저하, 생활 습관이 몸에 일으키는 여러 가지 장애 등을 위험한 상황에 빠지지 않도록 수습하면서, 여유 있고 건강하게 살아 나가야만 한다.

가능한 한 오래 사는 것을 '장수'의 의미로 생각하기 쉽지만, 사실은 그렇지 않다. 건강한 상태로 장수할 수 없다면, 즉 건강하게 장수하는 것이 아니라면 장수해도 의미가 없다. 그리고 50대의 어느 날이, 그 인생 후반전을 건강하게 오래 살기 위한 가장 중요한 포인트가 된다.

그날은 여러분 자신이 언제 회사와 결별하는가와 직결된다. 내가 도중에 회사를 그만두었기 때문에 이렇게 쓰는 것은 아니다. 다만 이것이 사실이기 때문이다.

여기서부터 새로이 무언가를 시작할 수 있을 것 같다고 생각되는 그런 날! 나는 여러분에게 있어서 그날이, 이 책을 사서 읽기 시작한 날과 같은 날이면 좋겠다.

모든 것은 체력적으로 하향길에 들어선 자신이 놓여진 입장을 진심으로 인식하는 것에서 시작된다. 하지만 그냥 가슴 깊이 생각하는 것만으로는 부족하다. 현재의 자신을 잘 자각하고, 앞으로 어떻게 해야 할지를 생각해야 한다.

아마 결론은 한두 가지만이 아닐 것이다.

나이가 40대 후반, 50대에 접어들면 남자는 대개 그 회사에서 끝이 보인다. 출세 경쟁에도 어느 정도 결말이 보여, 과장으로 끝나는 사람, 부장으로 정년을 맞을 것 같은 사람, 이사까지 될 수 있을 것 같은 사람 등등 선별이 거의 끝났을 것이다.

그런 상태가 된 다음, 얼마 안 지나 찾아오는 것이 일벌레였던 자신과의 결별이다.

020 몸의 의식 혁명

몸의 내력에 대해 말하자면, 우리들은 이미 10대나 20대의 몸이 아니다. 이른바 건장하고, 한창 성장중이며, 특별한 어떤 일을 하지 않아도 생명력이 왕성하고 건강한, 다시 말해 젊음이 넘치는 상태에 있는 것은 아니다.

물건에 비유하면, 어떤 것이라도 10년이나 20년 정도 세월이 지나면 폐기한다. 특히 자동차나 컴퓨터 기기라면 2~3년 만에 중고품으로 취급되는 숙명에 놓인다. 하지만 인간의 몸은 4~50년 동안 사용한 이후에도, 고장 나지 않고 파손되지 않도록 주의하면서 계속 사용해야만 한다.

여기서 내 자신의 체중 이력을 정리해 보면 다음과 같다.

• 학생식당 등에서 맛없는 것만 먹었던 대학시절 — 체중 63kg
• 회사원이 되어 사원식당에서 식사하게 되었을 때 — 체중 66kg
• 결혼하여 갑자기 음식이 좋아졌을 때 — 체중 69kg
• 어느 날 결심하고 담배를 끊었을 때 — 체중 72kg
• 헬스클럽에 다니며 몸에 근육을 만들었을 때 — 체중 75kg
• 과장이 되어 회사 밖으로 별로 나가지 않게 되었을 때 — 체중 78kg
• 부장이 되어 책상에 앉아 있는 일이 많아졌을 때 — 체중 81kg

22살 때부터 회사를 그만둔 54살까지의 체중 변화를 떠올리며 적어 보았다. '고장 안 내고 잘도 여기까지 왔구나' 하는 다소 감사하는 마음이 생겼다. 아마 이런 과정을 거쳐서 어느 샌가 뚱보 취급을 받게 된 사람도 적지 않을 것이다. 회사를 그만두고 2년 만에 내 체중은 75kg까지 돌아왔지만, 아직도 수치상으로는 비만이다.

20대에 회사에 막 입사했을 때는 매일을 충실하게 보냈다. 막연한 꿈에 차서 장래에 무언가 좋은 일이 많이 있을 것 같아 즐거웠다. 그런 가운데 사랑하는 사람을 찾아서 결혼하고 아이가 태어났으며, 회사에서는 드디어 관리자 길이 열리고…… 이러한 나날을 2~30년 지낸 지금, 여기에 멈춰 서 있다. 그 배후에 이만큼의 체중 변화의 역사가 있었던 것이다. 그야말로 나도 인간 몸이 걷는 50살까지의 역사 표본의 하나인 셈이다.

인간의 한계 수명은 현재 120살이라고 한다. 그렇다면 4~50살이면 인생의 절반에도 미치지 못한 셈이 된다. 60살이면 겨우 절반이다. 앞으로의 전망으로서는 한심한 이야기지만, 이미 어느 부위가 성장하거나 새로 생겨나는 시기는 벌써 끝났고, 각 부위가 고장 나지 않도록, 사용법이 틀리지 않도록 주의하여, 각 부위를 소중하게 사용하며 살아 나가야 한다고 생각한다.

중년이 되어 쇠약해지는 것은 치아와 눈, 음경이라고 한다. 4~50년 동안을 계속 사용해 온 몸에는 살아온 역사와 같이 반복된 피가 축적되어 정상적인 기능을 저해하는 원인도 증대되고, 이 상태로는 순조롭게 헤쳐 나가기 힘든 위태로운 상태에 놓인다. 이것이 이른바 '노화'이다.

범인은 활성산소라는 괘씸한 녀석으로, 받아들이기 억울하지만, 이도 저도 모두 노화 현상이라 생각하지 않을 수 없다. 노화에 의한 몸 전체의 기능 저하, 이것이 우리들이 최종적으로는 싸워야 할 적의 정체이다.

제3장

모두에게 장수가 가능한 시대가 왔다

>> 건강한 고령기를 보내기 위해
우선 필요한 것은 건강한 치아

021 과거에 얽매이지 말자

　기업 사회에 소속하여 벌여 온 출세 경쟁을 다시 뒤돌아보면, 이긴 사람도 진 사람도 있지만, 결국은 둘 다 그다지 큰 차이가 없다는 생각이 든다. 아직도 기업의 살아남기 전쟁의 현장에서 현역으로 계속 노력하고 있는 사람도 있겠지만, 대부분은 최전선에서의 대활약은 후배들에게 맡기고 자신의 신변 문제를 생각하기 시작한다.
　거의 대부분의 사람은 자신이 회사와 결별하는 날이 다가오고 있다는 전조를 느낀다. 예를 들어 자신의 뜻과 상관없는 인사 이동, 선배의 정년 퇴임, 조직 개편, 주위나 자기 자신의 명예 퇴직, 조기 퇴직의 장려나 권고 등의 풍조도 포함하여 회사 안의 여러 움직임에 휩쓸리고 있을 때, 점점 회사가 앞으로 자신의 뒤를 봐 줄 것도 아니고 자기가 제시한 의견 따위는 아예 상대도 하지 않는 날이 언젠가 찾아올 것이라는 것을 알게 된다.

그리고, 좋든 싫든 마지막 종착역은 정년퇴직을 하는 날이 된다. 생활 설계는 퇴직금이 있으니까 어떻게든 될 것이고, 연금제도도 있으니까 그럭저럭 지낼 수는 있을 것이다.

문제는 몸이다. 비로소 우리들은 결의를 새로이 하여 자신의 생활을 다시 바로잡아야겠다고 생각하기 시작한다. 그리고는 자신의 몸과 마음을 회사에 지나치게 바쳤다는 생각에, 남자에게 배신당한 여자와 같은 기분에 빠져 부끄럽고 창피한 기분으로 자기 나름대로 패배감을 되씹을 것이다.

우리들 몸은 마음이 겪는 이러한 운명에 충실하게 복종하여, 마음이 받는 스트레스를 극복하면서 필사적으로 그 역할을 수행해 왔다.

정년퇴직하는 날이 오면, 아무리 충실한 기업 전사였던 사람이라도 꿈에서 깨어난 것처럼, 믿을 수 있는 것은 오로지 자신뿐이라는 사실을 뼈저리게 느끼게 된다. 그 다음에는 위자료 명목과 같은 퇴직금, 의사 소통이 잘 되지 않는 마누라, 대부가 끝난 집 한 채, 그리고 독립해서 별로 집에도 들르지 않는 아이들 정도가 자신의 손에 남겨졌다는 사실을 깨닫게 되는 것이다.

하지만 여기서부터 미래를 향해 전진해야 한다.

이 시점에서 '내 인생은 도대체 무엇이었던가' 곰곰히 생각해 보아도, 그저 옛날에 풀지 못했던 시험 문제에 다시 한 번 도전하고 있는 듯한 기분이 될 뿐이다.

과거의 성공에 푹 빠져 있지 말라는 것이 아니라, 과거 그 자체에 속박되지 않도록 해야 한다는 말이다.

이것은 황야에서의 출발이라기보다, 전쟁이 끝난 다음의 불탄 전쟁터에서의 재출발이다.

022 늘어난 평균 수명

1947년 시점, 즉 종전 직후의 남자 평균 수명은 50.06세, 여자는 53.96세였다.

'인생 50' 이라는 말은 혼노우지本能寺에서 49세에 죽은 오다 노부나가織田信長의 〈인생 50, 살아 있는 동안을 비교하면 꿈은 덧없는 것이 되고〉라는 가무歌舞의 시가와 함께 전해져 내려와 문학적 이미지가 있지만, 이 '인생 50년' 이란 말은 문학적인 표현이 아니라 그 시점의 일본 남성의 실태였던 것이다.

그러나 이제 2001년 시점의 일본인 평균 수명은 남자가 78.07세, 여자가 84.93세이다. 전쟁 후의 일본은 그야말로 인생 50에서 80이 되는 굉장한 과정을 거친 셈이다.

얼마 전 후생노동성이 발표한 내용에 의하면, 일본 사회에 65세 이상 노인(이를 고령자라 한다)이 전국적으로 2431만 명이며, 도쿄에만도 200만 명이 생활하고 있다고 한다. 또한 최근 2002년도 조사에서는, 일본인의 평균 수명이 남녀 모두 신기록을 갱신하여 여자는 85세의 턱을 넘어 85.23세, 남자는 78.32세라는 것이 밝혀졌다. 이 데이터에 의하면, 평균 수명은 전년도에 비해 여자 0.30세, 남자 0.25세 늘어난 셈이다. 이것은 요 1년 동안 여자 수명은 3개월 20일이, 남자는 3개월이 늘어난 것을 의미한다.

신문은 이 수치의 배경과 원인에 대해 암이나 뇌일혈 등으로 사망하는 사람의 수가 감소했다는 점을 들고 있다. 암이나 뇌혈관 장애가 차츰 불치의 병 대열에서 빠지고 있다. 그리고 남녀 차가 있는 이유는, 남자 쪽이 자살자가 많아 평균 수명 수치를 낮추기 때문이다. 이것도 가슴 아픈 이야기이다.

전쟁 후 50년 동안 일본인은 약 '30년'의 수명이 연장되었으며, 지금도 고도 경제 성장과 비슷한 신장률을 보이고 있다. 현대 일본 사회는 장수 120세의 길로 돌진하고 있는 것이다. 지금 이 상태라면 50년 후 여자의 평균 수명은 100세를 넘고, 남자는 90세를 넘는다. 그렇다면 그 시대의 100살은 지금의 80살 정도로밖에 보이지 않을지도 모른다.

023 불로불사의 비밀

　이 데이터만 가지고 유추했을 때, 50년 후에는 여자 평균 수명이 100살을 넘는다는 놀라운 사실을 알게 되었다.
　장수에 대한 현재의 상황을 말하면, 이것도 최근의 신문 보도인데, 100살 이상인 사람이 처음으로 전국적으로 2만 명을 넘었다고 한다. 요 며칠 전까지 최장수 노인은 가고시마현鹿兒島縣 가고시마시鹿兒島市에 사는 혼고 가마토本鄕かまと씨로 116세였고, 최장수 남자는 추간지 유기치中願寺雄吉 씨로 114세였다. 이 두 사람은 장수 남녀 세계 1위이기도 한데, 작년에 잇달아 사망했다. 추간지 씨도 후쿠오카현福岡縣 오고오리시小郡市 사람이었다.
　100세 이상의 장수 남녀의 비율을 보면, 여자가 1만 7천 명, 남자가 3천 명인데, 압도적으로 여자가 많은 이유는 남자가 스트레스를 받기 쉽기 때문이 아닌가 싶다. 또한 100세 이상 장수인들의 자체 증가 비율로 장래의 수치를 예측해 보면, 10년 후에 약 7만 명, 50년 후에 약 51만 명이라는 숫자가 된다고 한다.

과학적인 진보나 의료 기술의 발전이라는 사회적인 조건도 포함하기 때문에, 개인적으로는 평균 수명의 증가율로 장래를 예측하는 편이 설득력도 있다고 생각한다. 50년 후에 평균 수명이 100세라고 하는 것이 화제로서도 재미있고, 앞으로의 인생도 즐거워지지 않겠는가.

현재 장수 베스트 10의 주요 멤버는 여성으로, 규슈九州나 오키나와沖繩 사람들이다. 아마 당사자들에게 물으면, 장수는 어디까지나 결과론일 뿐 매일 그저 하루하루를 살다 보니 장수하게 되었다고 할 것이다. 그러나 전체적인 경향을 보면, 역시 기후가 온난한 지역이 장수에 적합하며, 남자보다 여자가 튼튼하다고 할 수 있다.

하지만 장수의 평균치로 보면, 나가노현長野縣이 남자는 제1위, 여자는 제2위로 신흥 세력으로서 얼굴을 내밀고 있다. 나가노현을 온난한 지역이라고 할 수는 없으므로, 나가노현의 장수 원인이 기후 덕이 아니라는 점은 확실하다. 이 점에 대해서는 나중에 말하겠다.

물론 언제까지나 건강하게 지내고 싶다는 소망은 누구나가 공통적으로 가지고 있다.

고대 중국 진나라의 시황제는 불로장생을 동경하여, 이를 위한 묘약을 손에 넣기 위해 사람을 멀리 파견했는데, 결국은 발견하지 못했다. 진시황제의 명령으로 신약을 발견하기 위해 파견된 서복은, 동방의 해상에서 불로장생의 신약 대신 일본 열도를 발견했다는 전설까지도 전해지고 있다.

불로장생은 전설적인 이야기로, 지금까지 의학적으로는 장수에 대한 이렇다 할 기술은 존재하지 않는다고 여겨져 왔다. 그래도 경험자가 말하는 100세의 비결은 여러 면에서 논해지고 있다.

024 120세를 향하여

93세인 히노하라 시게아키日野原重明 선생님은 배가 고픈 상태에서 일을 즐기면서 생활하는 것이 장수의 비결이라고 한다. 이렇듯 만약 100명의 장수 노인이 있다면 100가지 장수 비결이 있다고 할 수 있다.

미국에서 장수 노인들의 라이프 스타일을 몇 년 간 추적 조사한 결과, 이상하게도 오래 사는 사람들에게 이렇다 할 만한 공통점은 존재하지 않았다. 다시 말해서 '이렇게 하면 오래 살 수 있다'는 따위의 기술은 아직 발견되지 않았다는 말이다.

다만 조사 결과에서 나타난 한 가지 명백한 경향은, 자기 집에만 틀어박혀 있지 않고 적극적으로 밖에 나가 여러 사람들과 접촉하면서 지내는 사람이 많다는 것이었다.

그렇다고는 해도 '장수'에 공통점이 없다는 사실은 여러 각도에서 생각해 볼 수 있다. 하나는 '장수'라는 생명 현상이 생기기 시작한 지 50년이 채 되지 않아 데이터가 부족한 점을 들 수 있다.

인간은 몇 살까지 살 수 있을까. 최근 세포학의 성과로 120세가 한계 수명이라는 점은 이미 기술했다. 이 근거는 세포의 재생 능력이 몇 살까지 지속하는가의 문제인데, 대개 이상적인 형태로 진행되면 120년 정도는 계속되지 않을까 하는 것이다.

이 120년이라는 세월은 인생을 50년, 운이 좋아서 60년이라고 상정했던 시대에 비하면 거의 배 이상이나 되는 수치이다. 제2차 세계대전 후의 일본 사회는 그중 30년을 이미 현실화한 셈이다.

이 '30년' 수명 증가라는 역사적인 사실을 목전에 두고, 또한 현실적으로 평균 수명이 매년 조금씩 늘어난다는 점을 감안한다면, 우리들은 이미 '60년'이라는 벽을 향한, 즉 120세라는 한계 수명을 향한 장대한 도전을 시작했다고 할 수 있을 것이다.

제2차 세계대전 이후 50년 동안 일본인이 획득한 이 '30년'이라는 인생 시간의 증가를 우리들이 새삼 깨닫게 된 것은, 거품경제가 무너지면서 일본 경기가 바닥을 치고, 거기에서 다시 일어서려고 하는 바로 '지금'이다.

025 고령자의 현실

역사는 여러 사회의 움직임이 복잡하게 얽히고 설키는 가운데 우연이나 기적을 실현시키지만, 지금 바로 우리들, 1950년대에 태어난 베이비 붐 세대의 인간들이 드디어 그 종전 직후의 평균 수명이었던 50세의 울타리를 넘으려 하고 있다.

다시 말해 21세기에 접어들면서부터 베이비 붐 세대의 인간들이 그 전후에 획득한 '30년'을 살아가기 시작했다는 것이다. 그리고 이런 현실과 앞으로 고령자를 중심으로 한 사회와 문화를 어떻게 만들어 낼 것인가 하는 문제는 밀접한 관계가 있다.

이 '30년'을 제2차 세계대전 이전에 태어난 사람들, 그 이후에 태어난 사람들, 즉 '현재 고령자들이 어떤 식으로 고령기 문화를 형성해 왔는가 라는 시점에서 보면, 우선 모두가 그다지 마음 편한 환경 속에서 생활하지는 않았다는 생각이 든다.

간단한 예로는, 축일 중에 '경로의 날'을 만들어야 할 정도로 노인들은 일상 속에서 경시되어 온 것이 제2차 세계대전 이후 일본의 실정이다.

생각해 보면, 전후의 고도 경제 성장기에 발생한 공동체나 가족 제도의 붕괴 속에서 고령자는 언제나 변화의 그늘 뒤에 남겨졌다. 그들은 그냥 아무 말도 못하고 급격하게 변해 가는 사회의 양상을 방관하며, 자기 자신들보다 젊은 세대에게 방해가 되거나 폐를 끼치지 않도록 살아가려고 했다.

이런 사회 실태로 말미암아 점점 장수 사회로 치닫고 있는 현재에도 고령자 본인의 정신적인 폭은 에도江戶시대의 오바스테야마(고려장) 전설의 세계와 별로 다르지 않다. 자신의 생활을 인생이 50년밖에 안 되었던 시대의 사고 방식으로 행동하고 생각해 버리는 것이다.

이것은 역시 전후의 일본 사회 안에서, 세대 계층적으로 말하면 고령자가 훨씬 소수계층으로 취급되었으며, 계속 소수파였다는 사실과도 관계가 있을 것이다. 이 이야기를 현재의 자신들 문제로 받아들여 정면에서 생각해 보자.

인간 수명의 한계가 120년이라는 이야기를 자신이 120년 산다는 식으로 다시 생각해 보자. 그러면 앞으로의 현실이 180도 달라질 것이다.

정년퇴직 후의 여생은 연금으로 유유자적하게 산다거나, 연금으로 자질구레하게 산다는 식의 발상이 근본적으로 잘못되었다고 생각하게 될 것이다. 이는 우선 정년 이후의 자기 인생을 처음부터 잘못 자리매김했다는 것을 의미한다.

정년으로 퇴직하고 나서도, 태어나서 지금까지 살아온 60년간의 시간과 거의 비슷한 시간이 자신의 인생으로서 준비되어 있는 것이다. 우선 이 점을 재인식해야 한다.

026 새로운 발상이 필요한 때

노후의 생활 설계…… 나이 든 노인의 구태의연한 발상으로 파악하면 정년퇴직 후의 생활은 이런 식으로 표현된다. 하지만 사실 정년퇴직 후의 생활은 새로운 인생을 어떻게 만들어 나갈까, 자신의 생활을 어떻게 더 풍요롭게 하고 재창조할까 등을 생각하는, 생활 설계라기보다는 인생 설계이다.

경제적인 문제, 정치적인 문제, 사회적인 문제에 대해서는 다음 기회에 언급하겠다.

우리들이 진심으로 알찬 인생을 보내고 싶다고 생각했다면, 모든 출발점은 건강한 몸을 어떻게 유지할 것인가, 혹은 어떻게 만들 것인가에 있다.

정년을 60세라 할 때, 종착역이라 생각했던 정년퇴직의 날이 사실은 인생 후반전의 출발점이라는 것을 깨달아야 한다.

앞으로 자신의 생활을 어떻게 영위하고, 자신의 몸을 어떻게 다룰 것인가! 이 두 가지는 분리해서 생각할 수 없다는 점도 고려하여 다시 한 번 자신의 현실을 진지하게 직시할 필요가 있다고 생각한다.

은둔생활 같은 걸 해서는 안 된다.

그렇다고는 해도 실제로 60세 이상인 사람들의 생활 주변에는 현실적으로 뭔가 쓸쓸한 면이 있다. 특히 65세 이상인 이른바 고령자의 생활 환경, 특히 취로 환경은 말이다.

거짓말이라고 생각한다면 직업고용안정센터에 가서 60세 이상인 사람에 대한 구인 상황을 조사해 보면 될 것이다. 거의 없다. 있어도 연령이 상관없는 주차장 관리인이나 공원 환경미화원 같은 일뿐이다.

60대의 사람들은 무슨 일이든 사회적인 경험을 축적해 온 사람이 대부분이지만, 지금의 일본 사회에서 그런 경험은 거의 가치가 없다. 그저 연금제도가 지금 유일하게 가지고 있는 구세주라면 구세주이다.

재산가를 제외하면 지금까지 노인들은 마음껏 소비도 하지 않고, 좋아하는 여행도 자유롭게 못하며 생활해 왔다. 수입이 생기는 곳이 극단적으로 한정되어 있었기 때문이다. 자유롭게 쓸 수 있는 돈이 없으면, 생활은 도저히 풍요로워질 수 없다.

믿을 수 있는 것은 말 그대로 어느 정도의 재산이다. 하지만 그것도 불안하기는 마찬가지이다. 앞으로 현재의 평균 수명인 85세까지 산다는 가정하에 5천만엔을 가지고 있다면, 25등분하여 1년에 200만엔밖에 쓸 수 없다. 한 달로 계산하면 15만엔에서 16만엔이라는 금액이다. 그러나 현실적으로 죽는 시기를 85세라 상정해서 살아갈 수는 없다. 정말이지 고령자의 재산 관리는 어려운 문제이다.

027 고령자 사회를 만들기 위해

고령자를 위해 정치나 사회가 준비한 여러 시스템을 점검하면서 느끼는 것은, 고령자가 안심하고 자신이 가진 돈을 쓸 수 있는 사회를 과연 어떻게 만들까 하는 문제이다.

아무리 정부가 '연금제도는 절대 파산하지 않는다'고 보장해도, 젊은 세대에게 국민연금을 납부시키지는 못할 것이다. 연금 문제가 중요하긴 하지만 이것이 전부는 아니다.

고령자가 안심하고 지낼 수 있는 생활이란, 고령자가 자기 나름대로의 방법으로 자신의 돈을 컨트롤할 수 있는 정신적·육체적 건강 상태를 말한다. 요컨대 고령자가 일할 자리가 있고, 거기에서 성실하게 일하면 그 나름의 보수를 얻을 수 있는 사회를 실현

해야 하는 것이다. 이 문제는 두 가지 각도에서 접근해야 한다.
- 사회에 고령자를 위한 일자리가 여러 형태로 존재할 것
- 고령자가 일할 능력을 계속 유지할 것

현실적으로 노인은 사회적 차별로 생산 활동에서 배제되고, 문화 창조의 주체로서도 자립할 수 없는 상태에 있다. 또한 나이 든 부모는 자식이 보살필 의무가 있다는, 옛부터의 가족제도가 아직은 사회의 미풍으로서 남아 있는 것도 관계가 있을 것이다.

이것을 바꾸기 위해 내놓은 대책이 새로운 연금제도였는데, 이것도 별로 잘 굴러가지 않는다. 새로운 연금제도의 실현에 의해, 자식이 의무로서 부모를 보살핀다는 일본 사회의 전통적인 관행을 근본적으로 바꾸어 보려고 했는데 말이다.

현행 연금제도는 제도로서는 새로운 것이었는지 모르지만, 고령자의 자립이라는 문제에서 보면 발상 자체는 조금 낡은 것이 아니었나 싶다. 지금 고령사회의 한가운데에 선 사람들에게 정말 필요한 것은, 자기의 형편에 맞는 일을 할 수 있는 정신적인 충만감이나 삶의 보람을 체험할 수 있는 사회 환경이다.

이 문제는 이 책의 주제가 아니므로 다음 기회로 미루겠지만, 현실적으로 고령자가 오래 사는 것은 험난의 연속이다.

028 우선 치아를 지키자

일반적으로 50대에서 60대에 걸친 남자들 몸은 어떤 상태일까. 지금부터 그 문제를 생각해 나가자. 물론 장년층 남자에 비하면 5~60대 남자들의 체력은 나이를 먹은 만큼 떨어져 있다. 순발력도 없어지고, 밤샘도 할 수 없게 되었으며, 심하게 무리를 할 수도 없다.

그러나 인간의 정신적인 능력은 외부로부터, 즉 다른 사람들에게서 무언가 부탁을 받으면 기분이 강렬하게 긴장되어 허리를 쭉 펴게 하는 부분이 있다. 특히 경험을 쌓으면 쌓을수록 자신의 마음에 채찍을 가하여 조절할 수 있는 능력을 갖추게 되는 것이다. 그리고 젊음 대신에 쌓아 온 경험이 있다. 힘 대신에 지혜가 있으니, 그 지혜를 이용해 머리를 써야 한다.

　인간이 살아가기 위해서 현실 사회와 관련되는 부위가 얼굴이며, 얼굴 중에서도 생명 유지에 가장 중요한 역할을 하는 것이 입과 치아이다. 현 단계에서 입과 치아는 어떤 상태에 놓여 있는 것일까.

　1990년에 아사히朝日 신문에서 출판한 『치조농루齒糟膿漏』라는 책이 있다. 이 책의 맺음말에는 이렇게 쓰여 있다.

　"옛날에는 '인생 50년' 이었습니다. 농루한 이가 흔들리기 시작하는 것은 대개 40세 전후입니다. 평균 수명인 50세까지라면 흔들려서 뽑아야 하는 치아의 수도 적고 의치 또한 소규모라서 '도저히 씹을 수 없다'는 암흑의 세계는 맛보지 않아도 되었습니다. 혹여 전체가 의치라고 해도, 50세까지라면 의치가 잇몸에 잘 붙어서 그런 대로 씹을 수 있습니다. 기력도 왕성하고 일과도 전혀 인연이 없는 것은 아니므로, 먹는데 있어서의 부자유스러움은 참을 수 있는 것이 보통이었습니다. 하지만 10년이 지나면 턱 전체가 무지러지듯이 야위게 됩니다. 당시에도 60세부터 80세까지가 지옥이었습니다."

　『치조농루』의 저자인 가타야마 쯔네오片山恒夫 씨는 1936년에 개업하여 20세기의 70여년 간을 일본인의 입 안을 보아 온 치과의사이다. 90세를 넘은 지금도 여전히 현역이라고 한다. 그는 이어서 현실에 대해 이야기한다.

"현재는 '인생 80'입니다. 하지만 치주농루의 치료는 옛날과 다름없이 '뽑고 의치를 해넣는 것'이 아직도 주류를 이루어, 일본인의 3분의 2는 60대에 이미 전체 의치가 됩니다. 많은 노인이 제대로 씹을 수 없는 의치로 '먹는 것 이외에 즐거움이 없는' 긴 여생을 보냅니다……"

이것이 20세기 후반의 일본 노인들의 일반적인 구강 상황이다. 그러고 보니 나의 아버지도 전체가 의치였다는 사실을 새삼 떠올리게 된다.

029 치아 없이는 살 수 없다

치아 문제 하나만 생각해 보아도 '인생 80년' 중의 증가분인 '30년'이 얼마나 내실을 기하지 못한 비참한 것인지 알 수 있을 것이다. 이 문제는 마치 전후 문화의 암흑과 같은 존재이다.

평론가인 구도 아츠시江藤淳는 아내가 먼저 세상을 떠나고, 그 후 고독한 생활을 비관하여 자살했다. 이런 사람도 있지만, 많은 노인들은 무언가 소리 높여 울부짖지도 않고 노년의 깨달음 속에서 그저 침묵하며 죽어 갔다. 이것이 20세기 후반의 일반적인 일본 노인의 현실이다. 다만 역사에 흔적을 남긴 몇몇 노인들이 발하는 눈부신 업적이 이런 현실을 깨닫기 어렵게 할 뿐이다.

나는 보잘것없는 글쟁이지만, 직업상 비소설 작품을 쓰는 경우에는, 초면인 사람이라도 그 사람의 기억을 캐묻거나 체험담을 듣는 등의 취재 작업은 뺄 수 없는 일이다. 이번에도 이 책을 쓰기 위해서 여러 명의 의사와 이 계통의 전문가들에게 이야기를 듣기 위해 뛰어다녔는데, 만약 내가 입 안의 이가 전부 빠져 버려 전체 의치를 해야 하는 상태였다면, 초면인 사람을 만나서 그 사람과 이야기를 나누고 묻고 싶은 테마와 관련된 여러 사항을 활달하게 물어볼 수 있었을까 하는 점을 생각하게 되었다.

취재는 글을 쓰는 작업 중에서 가장 적극적인, 즉 공격적인 부분이다. 글을 써 내기 위해서는 이를 악물고 노력해야 하는데, 이가 없는 상태나 잘 씹을 수 없는 전체 의치 상태로는 그 소임을 감당할 수 없을 것 같은 생각이 든다. 이는 나 혼자만의 생각이 아니라 일본 작가들에게 어느 정도 공통된 경향일 것이다.

글쟁이가 나이를 먹으면 쓰는 내용이 온화해지며 수상적이 된다. 다큐멘트나 르포타지 등 사실을 우뚝 두드러져 보이게 하는 작품에서, 에세이나 여행기 등 인생에 대한 깊은 통찰은 느껴지지만 역작이라고는 할 수 없는 작품으로 옮겨 가는 경향이 있다.

만년의 시바 료타로司馬遼太郎가 그렇다. 확실히 『가도街道를 간다』는 물의 흐름을 지켜보는 듯한 맑고 깨끗한 작품이었지만, 이 작가가 장년기에 쓴 여러 소설과 비교하면 에너지 면에서는 레벨이 낮았던 것 같은데, 여러분은 어떻게 생각하시는지…….

030 남아 있는 영구치 = 건강도

이, 즉 치아는 손과 함께 인간이 사회와 접하는 접속 부분을 가지고 있다.

시바 료타로의 입 안에는 이가 몇 개나 남아 있었을까? 의치였는지, 몇 개의 영구치로 사람들과 이야기를 나누었는지는 모르겠다. 하지만 어쨌든 노년기에 들어섰을 때 영구치의 유무는 그 사람 주변의 현실과 다른 사람과의 관계에 대체적인 틀을 결정하는 강력한 규제력을 가지고 있다. 이는 현실에 접근하는 기력의 문제이다.

규슈 대학의 건강센터에서 노인들의 생기를 조사한 결과, 영구치의 잔존수가 그대로 노인들의 건강도를 측정하는 지수가 된다는 것을 알았다.

가타야마 쯔네오 씨가 『치조농루』를 쓴 지 벌써 14년이 지났다. 그때 가타야마 씨는, "일본인의 3분의 2는 60대에 전체 의치를 하게 됩니다"라고 쓰고 있다.

다음의 표는 일본인의 연령별 영구치 갯수를 나타낸 것이다. 조사는 1987년, 1993년, 1999년 등 세 차례에 걸쳐 이루어졌다.

1987년 실시한 조사에서 60대의 잔존 영구치 수는 겨우 10여 개였다. 그 후 점점 이가 빠져 80세 시점에서는 0이 되어 버리고 만다. 이것이 가타야마 씨가 말했던 '60대에 전체 의치'라는 사실의 통계학적인 표현이다.

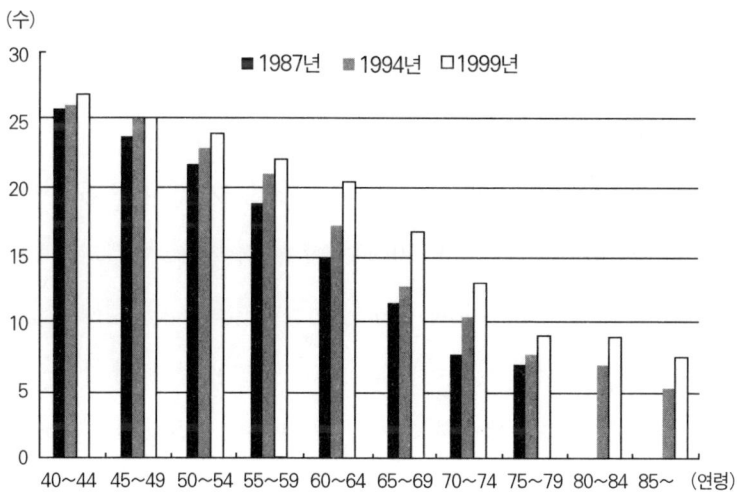

성인이라면 대개가 상하좌우 합쳐서 28개에서 32개의 이를 가지고 있다고 한다. 기본적으로는 28개인데, 사랑니를 포함시키면 32개가 된다.

다치카와시立川市의 건생회 병원에서 치과 사업본부장을 맡고 있는 치과의사 난조 요시히사南條芳久 선생은 이렇게 말한다.

"1999년도 조사 데이터에서는 40세에서 44세 사이의 사람들에게 26~7개 정도의 이가 남아 있습니다. 이것이 45세에서 5~60대가 되면서 급격히 줄어듭니다. 5~60대는 차츰 영구치를 잃어가는 시기인데, 사실은 40대부터 이 현상이 시작되고 있습니다. 영구치가 없어지는 것은 병이 생기는 최후의 단계입니다. 치조농루는 치아의 문제가 아니라 잇몸의 문제입니다."

치주낭이라는 말이 있다. 이와 잇몸 사이의 깊은 골에 대해 말한 것이다.

"건강한 이라면 1mm나 2mm, 깊어도 3mm 정도입니다. 그러던 것이 40대 후반부터 (갑자기 깊어져) 4mm에서 6mm가 됩니다. 한창 일할 나이인 40대라면 4할이, 50대는 5할 이상이 4mm 이상의 주머니를 가지고 있는 것입니다. 치주낭의 깊이가 6mm라면 상당히 중증으로 얼마 안 가서 이가 흔들리기 시작하는 상황입니다."

60대에 전부 이가 빠져 버린다는 것, 이것이 치조농루의 무서운 점이다.

제4장

작전 개시는 치조농루의 격퇴부터

>> 영구치로 살아가기 위하여
장시간 칫솔질로 잇몸을 단련한다

031 입이 수행하는 역할

구강은 인간 몸이 외부 세계와 접촉하기 위해 발달하여 특화된 특정 기관이다.

생명 진화 과정에서 우선 그대로 노출된 RNA나 DNA 등의 원시생명체는 막에 쌓인 생명체가 되고, 그 막을 통해 외부 세계를 받아들인다. 그 단세포생물에서 다세포생물로, 그리고 무척추동물에서 척추동물로 척추동물 계보에서도 어류·양서류·파충류에서 포유류·영장류, 그리고 인류라는 진화 과정을 거쳐 왔다. 이 진화는 생명체가 외부 세계에 대한 적응력을 높이는 과정이기도 했다.

구강은 특히 음식, 영양을 섭취하는 것이 최대의 기능이며 목적이었는데, 이 먹는 행위를 포함하여 몸 내부와 외부가 접촉하는 기능 또한 지니게 된 것이다.

다시 말해 입은 코와 짝을 이루어 호흡 기능을 주관하며, 말을 하여 의사 소통을 한다. 울거나 울부짖으며, 동물이라면 짖기도 하여 자신을 주장한다. 게다가 이를 악물고 힘든 상황을 견뎌낸다. 혹은 자신이 사랑하는 사람에게 사랑의 최대 표현 방법으로 키스를 한다.

입은 이렇게 살아가는 것과 직결된 많은 기능을 가진 부위이다. 그렇다고는 해도 입의 최대 역할은 역시 음식물 섭취로, 이로 잘 씹어 맛을 음미하는 것이다. 여기에 부차적인 기능으로서 회화나 호흡, 자기 표현도 분담하고 있다고 자리매김하는 것이 적당하다.

입은 이른바 현실 사회와 자신이라는 생명체, 자신의 존재가 관계를 맺는 가장 중요한 접점이라 할 수 있을 것이다. 전기 기구에 비유하면 전원 플러그인 셈이다.

이처럼 중요한 입, 특히 치아의 2대 질환이라 여겨지는 것이 충치와 치조농루이다. 이 두 가지는 이미 석기시대의 유적에서 발굴된 인간 유골, 치아의 석화 등에서도 병의 흔적을 발견할 수 있다고 한다. 치조농루는 몇 만 년 전 인골의 구개에서 흔적이 발견되었고, 충치는 몇 천 년이나 그 전의 석기시대 유골에서 발견된 것이다.

이 점으로 미루어 보아 치조농루는 인간이 불을 사용한 조리법을 습득하여 딱딱하지 않은 것을 먹게 된 다음에 생긴 병이고, 충치는 농경이 시작되고 수확된 곡물을 안정적으로 먹게 된 후부터 생긴 병이 아닐까 추측하고 있다.

두 가지 병은 모두 원인을 따져 보면, 인간이 편리와 안일을 추구한 끝에 생긴 일종의 '문명병'인 셈이다.

032 치조농루는 장수시대의 상징

충치와 치조농루가 모두 문명병이라는 근거는 무엇인가.

원래 인간 입 안에는 100종류라고도 200종류라고도 하는 '상재균'이라 불리는 세균이 균형을 유지하며 살아가고 있다. 이것이 식생활의 변화와 더불어 입 안의 세균 가운데 특정 균이 번식하도록 변화해 버린 것이다. 다시 말해서, 세균의 구강내 생태 환경이 변화하여 일어난 병인 것이다.

충치는 뮤타스균이 일으킨다고 하는데, 뮤타스균은 증식 과정에서 당질을 먹는 대신 강한 산을 분비하여 이를 상하게 한다. 그리고 산과 동시에 이 표면에 침착되는 다당체를 만들어 낸다.

긴 시간 이를 닦지 않으면 입 안이 미끈미끈하다는 느낌이 들기 시작하는데, 이것이 다당체이다. 부엌의 음식물 찌꺼기가 시간이 경과하면 미끈미끈해지는 것도 이 다당체 때문이다. 이것은 물로만 씻어서는 좀처럼 없어지지 않는다. 이 표면을 칫솔질해서 제거해야 한다.

난조南條 선생은 치과의사가 된 지 25년이 지났다. 그가 치과의사가 되었을 때는 아직도 충치의 전성시대였으며, 치과의사의 수도 부족하고, 진료 체제도 확립되어 있지 않았었다. 그 무렵 가장 중요했던 문제는 '충치를 어떻게 줄일 것인가' 하는 것이었다.

"내가 치과의사가 되었을 무렵에는, 도쿄의 예로 비교해 보면, 3세 아이의 충치 유무를 조사한 결과 평균 60% 정도가 유충 환자였습니다. 그것이 지금은 20%대입니다. 충치는 이 정도로 줄어들었습니다. 아마도 지금은 엄마가 된 사람들이 그 시대에 충치로 고생한 경험을 가지고 있었기 때문일 것입니다. 치과의사의 절대수가 부족했던 것도 해결되었지요. 70년대에 많은 치과대학이 신설되고 80년대 이후 차차 졸업생들이 늘어 연간 3천 명 정도 치과의사가 증가하고 있으니까요. 이런 점들이 충치를 극복하는데 서광을 비추기 시작했던 것입니다. 개인적인 느낌을 말하면, 충치는 점점 가난한 사람들에게 생기는 병이 된 듯합니다. 즉, 일정한 생활 수준을 유지하는 사람들은 예방 수단을 취하기 때문에 충치는 확 줄었습니다. 사탕이나 음식물의 관리 문제는 해결되고 있습니다. 문제는 치조농루 현상입니다."

　가족의 충치는 어머니의 노력 덕분에 그럭저럭 격퇴했다. 그러나 치조농루에 대해서는 아내 스스로도 남편의 문제도 속수무책인 상태이다.

　치조농루는 평균 수명 50세 시대에는 거의 문제시되지 않았다. 이는 인간이 50세를 넘는 시점부터 본격적으로 출현하는 병이기 때문이다.

033 치주낭의 깊이

남아 있는 영구치의 수가 고령자의 생기 있는 생활과 직결된다는 말은 이미 했는데, 이것의 천적과 같은 존재가 치조농루이다. 치조농루는 그 병폐의 실체를 잘 표현한 명칭이라 생각되는데, 정식 명칭은 '치주염'이라 불린다.

치주염이라고 하면 두려운 이미지도 줄어드는데, 나이를 먹어 가면서 이가 하나 둘 빠져 버리는 원인은 모두 이 치주염 탓이라고 생각해도 무방하다. 즉, 이 치주염을 어떻게 손보는가 하는 것이야말로 충실한 60대 이후의 인생을 보내기 위한 최초의 키 포인트라고 할 수 있다.

치아는 원래가 '치조'라 불리는 치경 부분의 뼈 속에 단단히 고정되어 있다. 치과의사는 치조를 '통' 이라 부르기도 한다.

　치아가 이 '통' 속에 안정된 형태로 고정된 상태가 정상이다. 그리고 말 그대로 치주염은 치아 주변의 치경에 염증이 생겨 치조골 부분 '통' 이 녹으면서 치아가 흔들리기 시작하고, 결과적으로는 빠져 버리는 것을 말한다.

　치조농루와 치조낭이 밀접한 관계에 있다는 사실은 이미 언급했는데, 이 치주낭 안에 염증을 일으키는 염기성 세균이 있어서 이것이 치경을 약화시키면서 치아도 녹게 만드는 것이다.

　치주낭이라는 말도 기억해 두는 것이 좋다.

　치주낭이 건강하면 보통 2mm, 기껏해야 3mm 정도의 깊이인데, 이 염증 때문에 깊이가 깊어져서 4mm가 되고 6mm가 된다. 6mm 정도라면 이미 이가 흔들리기 시작해 얼마 안 가서 빠져 버리는 상태라고 한다. 이런 상태로 일상생활에서 전과 다름없이 음식을 씹으면 이에 음식을 씹는 힘이 가해지므로 증상은 점점 악화된다.

　치조농루인 것 같은 사람이 오징어를 씹으면 2~3일 동안 이가 흔들리는 느낌에 시달린다고 한다. 증상이 악화되었을 때의 자각 증상은 충치에 비하면 그다지 통증도 없다. 방치하면 이가 빠져 버리게 되는데, 손을 쓸 수도 없는 상태가 될 때까지 자신이 치조농루라는 것을 알아차리지 못한다. 이 점도 치조농루가 지금 당장 긴급을 요하는 병이 아니라는 인상을 갖게 한다.

이 병의 가장 현저한 징후는 구취로, 이 냄새는 상당히 역하다. 구취는 자신은 모르는 경우가 많기 때문에 주위 사람들이 솔직하게 가르쳐 주는 것이 가장 좋다. 남에게 불쾌감을 주고, 자신도 이가 빠져 버리는 바보 같은 짓을 당하지 않도록 주의해야 한다.

034 구강내 환경

질환으로서 충치와 치조농루 상태를 비교해 보면, 그 병의 원인은 치조농루 쪽이 압도적으로 뿌리가 깊다.

충치의 직접적인 원인은 '무엇을 먹었는가'이다. 섭취한 사탕이나 전분질이 음식 찌꺼기가 되어 충치를 일으키는 것이다. 치조농루는 이와 잇몸 사이의 좁은 장소에서 이를 녹이고 잇몸을 썩게 만들며 증식하는 세균이다. 이 균들은 보통 상황이라면 그리 강력하지 않으며 그 존재도 눈에 띄지 않는다. 그러다가 입 안 가득 전분질의 찌꺼기가 남으면 이들의 독무대가 된다.

사실 충치균의 경우에는, 음식물을 조절하고 칫솔로 이 표면을 깨끗하게 닦아 주면 상당한 비율로 예방할 수 있다. 하지만 치조농루는 이렇게 간단하지 않다. 우선 일상생활이 정신없이 바쁘다는 그 자체에 병의 원인이 있다. 급한 식사나 과로, 수면 부족, 피로, 여기에 스트레스까지……. '생활습관병'이라는 말이 있는데, 치조농루도 고혈압이나 당뇨병과 마찬가지로 생활 습관이 원인이 되어 생기는 병의 하나이다.

난조 선생의 이야기를 한 번 더 인용하자.

"치조농루가 골치 아픈 것은 입 안의 세균이 배출하는 독소 때문입니다. 이것이 이를 지탱하는 잇몸에 염증을 일으키는 것입니다. 이 염증이 진행되면 치골이 흔들리고 녹기 시작합니다. 하지만 염증만 문제가 되는 것은 아닙니다. 치조농루가 진행하는데에는 씹는 힘이 상당한 영향을 미칩니다. 젊었을 때는 충치도 없고 예쁜 이를 가졌던 사람이라도 40대 후반이나 50대의 어느 날 치조농루로 판명되는 일은 자주 있습니다. 입 안이 청결하지 않거나 지금과 같은 식생활을 하는 대부분의 사람이 치조농루가 될 가능성이 있습니다. 일단 씹는 힘이 가해지는 치아부터 못쓰게 되고, 염증이 있는 잇몸 주위가 점점 야위므로 염증이 점점 심해지는 것입니다."

지금까지 남의 일이라고 생각했던 치조농루 문제가 어떤 비극적인 결말을 가져오는지 잘 알았을 것이다. 이 문제를 빨리 발견하는 것이 행운이다. 빠르면 빠를수록 좋다.

어떻게 치료할 것인가　035

우리의 치아가 이러한 운명에 놓여 있다는 사실을 우리는 강한 문제 의식을 가지고 자각해야 한다. 그래서 나는 앞에서 몇 번이나 40대 후반 혹은 50대의 어느 날, 자신이 처한 현실을 자각하고 재출발할 필요가 있다고 역설한 것이다.

이것은 우선 '이'를 위해서이다. 현실적으로는 40대의 어느 시점에서 이상을 느껴도, 바빠서 치과에 좀처럼 다닐 수 없다. 스트레스도 심하다. 신변의 잡다한 일과 회사일에 쫓겨 치과에 다닐 처지가 아니라는 것이 이 세대 사람들의 생활 실정이다.

치조농루가 발견되었을 때, 치과의사는 세 가지 점을 컨트롤하여 치유하도록 노력한다고 한다.

① 염증의 컨트롤
② 교합 상태의 컨트롤
③ 몸 상태의 컨트롤

염증의 컨트롤은 아주 부드러운 칫솔로 정성껏 칫솔질을 한다. 치아 표면을 깨끗이 한다는 의식이 아니라, 잇몸과 이 사이에 낀 음식 찌꺼기를 없앤다는 생각으로 칫솔질한다. 그리고 칫솔로 잇몸 그 자체를 마사지하듯이 자극을 주어야 한다.

이때 잇몸과 치주낭은 염증이 생겨 모세혈관에 피가 흐르지 않고 충혈된 듯한 상태에 있다. 이것을 피의 순환이 촉진되도록 칫솔질로 마사지해 주는 것이다. 이것은 3분이나 5분으로는 안 되고, 적어도 15분, 증상이 심하면 1시간 정도는 해야 한다. 그 사이에 입 안에 고이는 타액은 삼키라고 한다. 현실적으로 1시간이나 칫솔질을 하는 것은 힘든 일이지만, 그렇게 하지 않으면 이가 남아나지 않는다는 생각으로 열심히 해야 한다.

이 마사지 칫솔질을 계속 하면, 부어올라서 왠지 거북했던 느낌, 이를 닦을 때 피가 나거나 이가 흔들리는 듯한 느낌, 약한 통증 등의 불쾌한 느낌이 없어진다. X-레이 사진을 찍으면 구멍이 숭숭 나 있던 치아 주위에 하얀 띠상의 것이 올라오는 게 보이기 시작하는데, 이것이 회복된 잇몸 근육이다. 이 상태가 되었다면 제압한 것이다.

036 치약 무용론

치조농루를 약으로 고치려는 치과의사가 있는데, 그 의사는 치조농루가 생활습관병의 하나라는 점을 잊고 있다. 치조농루는 원래 약으로는 고칠 수 없는 병이다.

부드러운 칫솔로 정성껏 오랫동안 잇몸을 칫솔질해야 하는데, 그것도 끈기 있게 계속해야 한다. 입 안을 깨끗하게 유지함으로써 염증을 어느 정도 컨트롤할 수 있기 때문이다.

이야기는 난조 선생의 코멘트로 돌아가는데, 텔레비전의 광고 등에서 치조농루를 치약으로 고칠 수 있는 듯한 인상을 주는 것은 상당히 위험한 일이라고 한다.

대개 치약 자체가 존재하는 이유는 오랜 세월 생활 습관에서 온 것으로, 입 안의 건강관리 면에서는 치약의 존재는 백해무익하다고 한다. 입 안이 깨끗이 청소되었는지 여부는 치석이 잘 제거되었을 때의 상쾌한 느낌이 중요한데, 치약 속에 포함된 민트 등의 청량제 때문에 실제로 칫솔질로 어느 정도 깨끗하게 닦였는지 알 수 없어지게 되기 때문이다.

치약의 무용론은 상당히 오래 전부터 치과의사들 사이에서는 소리 높여 주장되어 왔다. 단지 매스컴에서, 특히 영향력이 강한 텔레비전이나 신문, 잡지 등의 미디어에서 이 문제가 대대적으로 보도된 일은 거의 없다.

그도 그럴 것이 치약을 발매하고 있는 메이커는 샴푸 · 비누 · 화장품 등도 발매하는 생활용품 메이커이기 때문이다. 그들은 막대한 선전비를 미디어에 쏟아 붓고 있다. 이 때문에 그들이 불리해질 만한 치약의 유해 문제나 샴푸 등에 의한 수질 오염 문제 등을 기업과 밀착된 형태로는 거의 보도하지 않는다. 보도되지 않기 때문에 문제시되지 않는다. 텔레비전 프로 등에서 특별 기획으로 방송하려고 하여도, 이런 문제는 절대로 PD의 승낙이 떨어지지 않는다.

사적인 이야기 하나 하자. 내가 지금 사는 마을로 이사해 온 것은 1991년의 일이다. 이때 역 앞에 있는 치과에 가서 처음으로 "치약을 더 이상 사용하지 마세요. 이 표면을 닦는 것이 아니라 잇몸을 마사지하듯이 닦으세요"라는 확실한 조언을 들었다.

그로부터 10년 이상이 지났고, 내 치주낭은 대부분 깊이가 3㎜ 정도로 입 안은 일단 평화롭고 순조롭다.

지금 동네 치과의사들이 보통 어떻게 조언하고 있는지 모르겠지만, 내가 이 이야기를 난조 선생에게 했더니, "그것 참 굉장한 행운이군!"이라고 말했다.

037 잇몸을 닦는 것이 비결

치약을 사용하지 않고 이를 닦는 것이 습관화되면, 시간이 가면서 입 안이 어떻게 더러워지는지를 알게 된다. 이런 상태가 되면 성공한 것인데, 이를 닦는 횟수와 시간으로 입 안의 상태를 어느 정도 자신이 컨트롤할 수 있게 된다.

치약 없이 이 닦는 것이 습관화되면, 입 안의 더러움이나 이 표면에 생기는 미끈미끈한 느낌을 자기 스스로 알 수 있도록 입 안 점막의 표면이 민감해진다. 이렇게 되면 식후에 이 표면을 깨끗하게 칫솔질하면, 별로 시간을 들이지 않는 칫솔질로도 치약을 사용한 인공적인 상쾌함과는 다른 자연의 상쾌함을 체험할 수 있게 될 것이다.

하지만 짧은 시간의 잇몸 칫솔질은 효과가 없으며, 치조농루 예방에도 도움이 안 된다는 점을 기억해 두기 바란다.

양치질은 이를 닦는 것이 아니라 이를 지탱하는 잇몸을 닦는 것이다. 특히 이와 잇몸 사이에 낀 치석을 빈틈없이 쓸어낸다. 이 작업에 의해 동시에 잇몸도 마사지되고, 그 부분의 모세혈관의 혈류가 촉진되어 잇몸이 단단해지고, 치주염 세균이 활동할 수 없게 된다. 입 안의 감각은 미끈미끈에서 매끈매끈하고 부드러운 감촉으로 변해 간다.

이것은 내 자신의 경험담인데, 출판사에서 잡지 만드는 일을 했기 때문에 근무 형태가 불규칙하여 매일 같은 시간에 일정한 시간을 두고 제대로 이를 닦는다는 것은 무리여서 조금씩 치주낭이 깊어져 갔다. 이런 상태가 되는데는 4~5년 이상 걸린다.

잇몸의 염증 컨트롤이란, 다시 말해 칫솔질의 문제인 것이다.

요컨대 악몽이 시작되는 것은 언제나 치주낭이다. 세균이 활동할 수 없게 만들기 위해서는 그 깊이를 세균이 파고들 수 없도록 얕게 만들면 된다. 이를 위해 필요한 작업이 부드러운 칫솔로 정성껏 잇몸을 칫솔질하는 것이다.

치주염의 염증을 극복하기 위해서 칫솔질하는 습관과 더불어 한 가지 더 잊어서는 안 되는 것이 있다. 교합 상태의 문제인데, 이것도 방심할 수 없는 큰 적이다.

씹는 것은 살기 위한 기본 동작 038

치열을 이의 아치라고 한다. 이는 젊었을 때와 나이를 먹었을 때 그 아치의 거리가 달라진다. 아치는 나이를 먹으면 먹을수록 짧아진다. 그 원인은 이가 마모되어 가기 때문인데, 딱딱하지 않은 것만 먹으면 이가 마모되지 않아 역으로 치열이 나빠진다.

치열이 나빠져서 이가 하나 돌출되면, 씹을 때 그 돌출된 부분의 이에만 힘이 가해진다. 그리하여 이 돌출된 이의 치조농루가 진행된다. 결국 그 이는 흔들려서 빠지고, 남아 있는 이가 한쪽으로 몰려 이와 이가 탁탁 부딪히게 된다. 혹은 씹기 어려우니까 이상하게 음식을 먹게 된다. 이런 식으로 이는 점점 못쓰게 되어 간다. 이것을 막는 것이 교합 상태의 컨트롤이다.

보통은 별로 이런 점에 신경 쓰지 않는데, 걷는 것이 몸의 가장 초보적인 건강유지법인 것과 마찬가지로, 치아는 씹는 것이 중요한 행위라는 점을 잊어서는 안 된다.

이가 빠져 버린다면 그것은 그것대로 거북함을 주지만, 의치보다 성가시지 않아서 기분은 좋은 법이다. 그러나 이때 기분이 좋다고 이가 빠진 상태로 내버려 둘 수는 없다.

의치는 먹기 위해 할 수 없이 한다는 마이너스 이미지가 출발점이 된다. 물론 마이너스에서 출발한다는 것은 어쩔 수 없지만, 입 안이 거추장스럽다고 해서 이를 방치한다면 큰일을 당하게 될 것이다. 이 점을 잊어서는 안 된다.

이가 빠져 버렸다면 거기에 의치를 해 넣어서라도 정상적인 교합 상태를 만들어 잘 씹어서 먹어야만 한다. 이것은 타액을 유발하기 위함이기도 하다.

인간의 타액은 잘 씹으면 뒷병 하나 정도는 나온다고 한다. 동물이 상처를 입었을 때 스스로 상처를 핥는 행위에서 알 수 있듯이 타액에는 세균 번식을 억제하는 힘이 있으며, 해독 작용 성분이나 발암성을 억제하는 성분 등도 포함되어 있다. 음식을 잘 씹어서 섞어 주는 소화제이기도 하며, 그 밖의 여러 작용을 하고 있다.

또한 입 주위는 원래 외적의 침입에 대비하여 림프절이 발달된 부위인데, 씹음으로써 몸 안의 림프액이 순환되기 시작한다. 교합 상태의 컨트롤이 중요한 이유이다.

　의식하지 않으면 대부분의 사람들은 음식을 17번 정도 씹고 삼켜 버린다고 한다. 이것을 40번 정도 씹으면 뇌의 피 순환도 좋아지고 타액도 잘 분비되어 소화도 잘 된다. 잘 씹어 먹는 효과는 이루 다 말할 수 없다.

039 음식 섭취로 면역력을 높인다

우리들은 단지 음식물을 소화시키기 위해 씹는 것이 아니다.

앞에서 '신체 방위군' 이야기를 했는데, 이 방위군의 정체는 림프액과 혈액이다. 림프액이나 동맥을 통해 몸의 말단까지 보내졌다가 정맥을 통해 심장으로 돌아오는 혈액이 갖는 면역 기능이, 몸 안에 침입한 이분자나 해를 끼치는 적을 하나씩 잡아 죽이고 노폐물로써 몸 밖으로 배출하는 시스템으로 보내지는 것이다.

입은 외적이 침입할 가능성이 가장 높은 곳인데, 이를 위해 특별히 외적을 격퇴하는 장치가 갖추어져 있다. 이것이 턱 주위에 있는 림프절이다.

동맥 중의 혈액은 심장이 분출하는 혈압으로 몸의 말단까지 피를 순환시키는데, 몸의 말단에는 정맥 속의 혈액이나 림프액을 심장으로 되돌려 보내는 특별한 기능을 가진 기관이 없다. 이 기능을 입 부위에서 수행하는 것이 씹는 행위이다.

이 혈액이나 림프액을 순환시키는 힘은 턱의 씹는 힘, 즉 근육의 수축과 이완이라는 펌프 작용에 의해 생긴다고 한다.

몸도 같은 원리인데, 몸은 움직임으로써 심장의 맥박수가 늘어나 피가 전신을 순환할 수 있다. 이 피가 순환함으로써 신진대사가 활발해지는 것이다.

림프는 원래 림프액을 몸 안에 순환시킴으로써 면역 시스템을 유지하는 기능을 담당하고 있다. 잘 씹는 것은 턱이라는 펌프를 사용하여 림프액을 간으로 보내는 것이다.

씹는 일은 면역 능력을 높이는 효과를 가지고 있다. 그러나 정상적으로 씹는 것은 정상적인 교합 상태에서 가능하다. 그러므로 이가 결손된 부분에 의치를 해 넣어서라도 정상적인 교합 상태를 유지할 필요가 있다. 입이 제대로 음식을 먹을 수 있는 능력을 가지고 있는지 여부가 면역 기능의 고저高低에까지 영향을 미친다.

오랫동안 잇몸을 칫솔질하여 염증을 억제하고, 정상적인 교합 상태를 유지하여 음식물을 잘 씹는 등, 치조농루를 극복하기 위해서는 기본적이고 끈기 있는 치료가 필요하다. 물론 그 이전에 가장 중요한 것은 병의 원인이 된 환경적인 요소를 개선하는 것이다. 바로 몸 상태의 컨트롤이다.

　치조농루와 같은 병은 전염병처럼 발생하는 것이 아니다. 치주염은 원래 치주에 존재하는 세균이 특정한 환경 가운데서 갑자기 힘차게 활동을 개시하면서 나타나는 병인 것이다.

040 회사 중심에서 자기 중심으로

몸 상태를 컨트롤한다는 것은 생활 스타일을 바꾼다는 것이다. 이에 관해 치과 의사인 난조 선생은 이렇게 말한다.

"생활습관병이라는 말은 웬지 자동적인 이미지가 있어서 좋아하지 않습니다. 우리 병원에서는 이것을 '생활유래질환'이라고 부르고 있는데, 실제로 치주염 환자들은 치주염이 된 원인을 개선하는 것이 무척 어렵습니다. 4~50대, 지금은 65세까지 일해야만 하는 셈이지만, 무엇이 비참한 일인고 하니, 일에 얽매여 치과에 다닐 수 없다는 사실입니다. 또한 일의 스트레스도 엄청납니다. 다시 면역에 관한 이야기가 되는데, 스트레스라는 것이 치조농루를 상당히 진행시킵니다. 정신적인 스트레스가 면역 기능을 떨어뜨린다는 사실도 밝혀졌는데, 면역력이 떨어지면 입 안에 즉각적으로 영향을 미칩니다. 일하는 스트레스뿐만 아니라 30대의 어머니라면 아이의 수험 스트레스라든가, 조금 나이가 있는 분이라면 간호 스트레스 등으로 겨우 지금까지 조금씩 나아졌던 것이 허사가 되어 버리는, 일진일퇴하는 격이 되는 것입니다. 이 문제의 근본에는 그 사람의 성격이나 사회관 같은 것도 있지만, 물리적인 스트레스는 우선 입에 그 영향이 나타나는 경우가 많습니다."

'이렇게 해야 하는데'라고 생각하면서도 그렇게 할 수 없는, 생활 스트레스 때문에 자신을 컨트롤할 수 없는 사람이 압도적으로 많다고 한다.

이는 강인한 정신력 문제이기도 하지만, 비즈니스의 최전선에 놓여 있다면, 웬만큼 강렬한 문제 의식이 없으면 가혹한 노동 현장에서 자신의 이익을 위해 시간을 할애할 수 없는 것이 현실이다. 기업에서 일하는 한, 병을 고치는 데 시간을 할애할 수도 없고 스트레스를 풀 수도 없다. 이런 혹독한 현실 속에서 일하고 있는 것이다. 약으로 나을 수 있다는 환상도 오히려 치조농루를 성가신 병으로 만들어 간다.

필요한 것은 생활 스타일을 바꾸는 것이다. 우선 자신의 영구치를 유지하기 위해서는 회사의 이익 목표와는 다른 생활 목표를 설정하여야 한다. 회사가 자신의 생활을 방해한다면, 회사를 배신하는 일이 있더라도 자신의 생활을 되찾을 결의를 새로이 해야 한다.

젊어서 세포분열 속도도 빠르고 피로도 금방 회복되는 나이라면, 눈앞의 현실이나 자신이 속한 조직, 신뢰하는 사람을 위해 몸을 희생하고 몸이 부서져라 일하는 것도 좋을지 모르겠다. 하지만 이것은 인생의 후반전에 임하는 전투 자세는 아닌 것 같다. 사는 방식을 바꿔서라도 좀더 자기 몸을 소중히 여겨야 할 것이다.

제5장

몸을 건강하게, 섹스가 노화를 막는다

>> 마음이 늙으면, 몸도 살아갈 의욕을 잃는다
성욕은 살아가는 힘의 원천이다

041 전체 의치를 하지 않기 위해서

60세로 정년퇴직할 때 원래 기업 전사였던 사람들의 입 안은 이미 엉망이라고 한다. 그 시점에서 이의 관리가 중요하다는 점을 깨닫지 못한다면 '전체 의치'를 하는 케이스로 무섭게 돌진하는데, 이 중대성을 깨달은 사람도 시간적으로는 겨우 위기를 모면했을 뿐이다.

정년퇴직 후라면 시간에 융통성이 생겨서 그때 남아 있는 이를 몇 개라도 건지려는 대작전이 시작된다. 본인들도 사태의 심각성을 알고 상당히 열심히 병원에 다니고 칫솔질을 하는 것 같다.

하여간 기본 전략은 칫솔질이다.

50대가 되면 누구에게나 노화 현상이 찾아온다. 밤 늦게까지 깨어 있을 수 없게 되고, 만약 깨어 있었더라도 나중까지 피로가 쌓이는 느낌이 떠나질 않는다. 그렇게 체력이 없어져 간다. 이에 대항하기 위해서는, 무리하지 않는 선에서 생활 속에서 몸을 단련하여 저항력을 키울 필요가 있다. 의식적인 노력 없이는 건강하게 수명을 유지할 수 없다.

결국 치조농루를 격퇴하기 위해서 가장 중요한 것은 구강을 되도록 청결하게 유지하고, 자기 치유력을 믿고 칫솔질하는 것이다.

거듭 이야기하지만, 치조농루를 격퇴하기 위한 예방 포인트는 칫솔질이다. 이 칫솔질도 그냥 칫솔질이 아니라 이 주위의 잇몸의 저항력을 키우는 칫솔질을 해야 한다.

이를 닦는 것이 아니라 칫솔질하는 것이다. 충치 예방을 위한 칫솔질과 치조농루를 치료하기 위한 칫솔질은 다르다. 치주염 치료의 경우는 잇몸을 마사지하는 것이 중요한 포인트이다. 잇몸이 어떤 상태에 놓여 있는지에 맞추어 소요되는 시간과 칫솔의 경도 등을 선택해야 한다.

완전히 건강한 사람이라면, 적어도 자기 전에 15분 정도 그다지 딱딱하지 않은 칫솔로 칫솔질한다. 칫솔질할 때는 타액을 삼킨다. 치약은 사용하지 않는 것이 원칙이다. 타액에 대해 공포심을 가지고 있을지 모르지만, 이것은 오해이다. 타액은 살균력도 있으며 위에도 좋다. 또 타액을 삼키지 않고는 오랜 시간 칫솔질을 할 수 없다.

　중증인 경우에는 한두 시간 동안, 너무 힘을 주지 말고 잇몸 표면을 부드럽게 마사지하듯이 닦는 행위를 끈기 있게 계속하면 그제서야 겨우 낫기 시작한다고 한다.

　이를 닦는 상식부터 바꾸어야 새로운 생활이 시작되는 것이다.

042 더 이상 노후란 없다

1955년의 『경제백서』였던 것 같다. 그 머릿말에 '더 이상 전쟁의 잔해는 없다' 라는 문장이 쓰여져 있었다. 그로부터 거의 50년 가까운 세월이 흘렀다.

그때 일본은 고도 경제 성장의 입구에 서서 밝은 미래가 도래할 것이라는 설렘에 휩싸여 있었다. 모두가 필사적으로 일하는 시대가 있었고, 일본은 장대한 사회 변모극을 성공리에 마쳐 세계 주역의 한 사람으로서, 한때는 엔을 중심으로 세계가 돌아간다는 대번영을 누렸다.

이 드라마틱한 급성장의 나날은 거의 이별을 고했고, 지금은 안정적이라 할까, 아님 불경기라고 할까, 경제 지표에 의하면 일부

업종의 상황은 플러스로 전환되었고, 경기는 바닥을 치고 차츰 좋아지기 시작한 상황이라고 한다.

그리고 이제 일본은 1945년 이후의 경제 번영을 이루었던 전우들, 즉 제2차 세계대전 이전에 태어난 많은 사람들이 고령화하여 10년 후인 2015년에는 국민의 26% 이상이 65세를 넘는 '초고령 사회'가 도래한다. 4명에 1명이 고령자로, 일본의 사회 상황은 지금까지와는 전혀 다른 새로운 단계로 돌입하려 하고 있는 것이다.

우리들의 앞날에 어떤 '노후'가 기다리고 있는 것일까.

'노후'라는 말은 인생의 주요 부분을 끝낸 나머지 인생이라는 인상을 준다.

정년퇴직한 후의 조신한 연금생활을 떠올리는 사람도 있을 것이다. 하지만 당사자들의 실태를 마음으로 꿰뚫어 보자면, '무슨 소리! 뭐가 노후야? 나이로야 확실히 60을 넘었지만 내가 나인 것에는 변함이 없어, 젊은이에 비하면 체력은 떨어졌는지 몰라도 대신 지혜를 가지고 있잖아, 세상 일은 스포츠와는 다른 거야, 타인과 신체 능력을 겨루는 그런 경쟁 사회적인 삶과는 다른 삶이 있을 거야, 노인 취급은 이제 진절머리가 난다'고 생각하는 사람도 있을 것이다.

이렇게 건강한 할아버지나 할머니가 적극적으로 자신의 삶을 추구하는 시대가 찾아오려 한다. 그 배경에는 4명에 1명이 고령자인 시대가 도래한다는 사실이 있다. 머지않아 '노후' 라는 말은 사어가 될 것이다.

자신이 나이를 먹었다고 생각하지 않는 사람들에게 '노후' 라는 말은 고령자를 차별하는 언어로서 작용하기 시작했다.

늙는다는 것은 다만 몸이 나이를 먹는다는 점 이외에는 의미가 없어지기 시작했다. 그러므로 여기서는 여러 의미를 담아서 '더 이상 노후란 없다' 는 점을 말해 두고 싶다.

043 한결같이 산다

'노후'의 건강하고 풍요로운 생활을 영위하기 위해서는 우선 마음자세를 설명해야 한다.

치아 문제 하나를 예로 들어 보아도 알 수 있듯이, 고령자의 건강 문제는 고정 관념이나 '이것으로 나는 만족한다'는 생각에서 어떻게 벗어날 것인가에 있다.

상대의 존재를 인정하고 남의 생각을 수용하여, 자신의 사고 방식이 정말로 이대로 괜찮은지를 다시 한 번 돌이켜 본 다음, 잘못은 고치고 남에게 뛰어난 부분이 있다면 이를 본받는다. 이런 융통성이 중요한 것이다.

이것을 사전 속 단어로 표현하면 '감수성'인 셈인데, 이런 유연함이 마음속에 어떤 형태로 남아 있는지 살펴보자. 마음속 깊이 묻어 두고 있는 것이라면, 이를 끄집어내서 해를 보이고 햇볕에 말려 세상에서 통용될 수 있는 것으로 다시 살려야 한다.

회사를 정년퇴직할 때까지 일만 하고 회사의 이익 추구를 자신의 인생 최대 미션으로 삼아 온 그들…… 60세를 넘어 기업에 대한 충성심이나 회사 중심의 인간 관계가 싹 없어져서, 어떻게 하면 좋을지 모르는 남자들을 젖은 낙엽이나 폐품 쓰레기에 비유한다. 자신감이나 확신, 역으로 말하면 자기 도취나 과신인데, 자아가 너무 강해서 환경 변화에 적응하지 못하고 있다. 그래서 무엇인가 이유를 붙여서 옛 직장이었던 회사를 찾아가 눈총을 받거나 하는 경우도 생긴다.

밖으로 나가 자신의 인간 관계를 다시 형성해야 한다. 그때는 과거의 경력이나 학력을 자랑하듯이 입에 담으면, 이미 그것만으로 모든 사람에게 거북한 존재가 될 것이다. 회사의 기억을 버릴 수 없는 사람일수록 이런 상태에 빠지기 쉽다. 이런 상태에서 벗어나기 위해서 중요한 것이, 남의 입장에서 사물을 생각하고 상대방을 배려해 주는 마음일 것이다.

이런 융통성이 있다면 당신은 자신의 인생을 '노후'가 아닌 다른 형태로 다시 만들 수 있다.

두 번째 결혼

044

　세상 전체는 남자 사회이고, 일이 최우선이라는 논리로 움직이고 있지만, 가정 내에서는 여자의 논리로 운영되고 있다.
　사회와 가정 사이에는 골이라고 할까, 귀열이라고 할까…… 어쨌든 그런 심한 엇갈림이 있다.
　정년을 계기로 남자는 그때까지 회사에 얽매여 온 자신의 눈길을 가정과 생활로 되돌리는 셈인데, 그렇게 새삼 시작되는 '두 번째 결혼'에서 지금까지 살아온 방식 그대로 남자와 여자가 자신의 편의만을 상대방에게 강요한다면, 이는 곧바로 부부 삶에 깊은 골로써 작용하게 된다.
　남편은 아내가 처해 온 상황을, 아내는 남편이 사회에서 노동의 의무 때문에 맛보아야 했던 여러 가지 일을 서로 헤아려 주는 것에서부터 부부의 관계를 수복함으로써, 이 비틀어진 상태를 극복할 수밖에 없다. 이것 외에는 미래를 향해 새로운 생활을 만들어 갈 방법이 없다.

하여간 여자가 일상생활을 만들고 있는 '가정'이라는 장소를 둘러싼 이야기이므로, 로마에 가면 로마법을 따르라는 말이 있는 것처럼, 일단 남자는 아내를 따르는 일부터 시작해야 할 것이다. 이것이 올바른 선택이다.

이 방법이 마음에 들지 않는다면, 아내와 이혼하고 새로운 파트너를 찾는 작업을 시작하는 수밖에 없다. 하지만 남자와 여자의 엇갈림을 어떻게 해결할 것인가 하는 문제는 누구와 함께 살더라도 헤어날 수 없을 것이다. 인간의 성에 대한 본능은 죽을 때까지 사라지지 않는다. 짝을 이루어 생활하는 것이 역시 가장 자연스러운 인간 생활의 모습일 것이다.

남자와 여자가 '지금'이라는 시간에 충실하고 행복하기 위해 필요한 것은, 은혜나 원수, 선악의 판단을 초월하여 과거를 서로 용서하는 것이라 생각한다. 이때 과거의 성공담이나 원한에 젖어 있다면 부부 관계는 좋아지지 않을 것이다.

이 '가정'이라 불리는 장소는, 부교감신경적으로 말하면 편히 쉬는 안주의 공간인데, 교감신경적으로는 '늙음'이나 '죽음'과 싸워야 하는 생명과 생활의 요새이기도 하다. 무조건 장수하는 것이 좋다는 것이 아니다. 즐겁고 행복한 매일을 지내지 않으면 살아 있는 의미가 없다.

　이렇게 즐겁고 행복하게 보내는 고령기의 길이를 '건강 수명'이라 부른다. 어차피 죽는다는 사실은 인간의 숙명으로서 받아들여야 하겠지만, 병들어서 죽을 때까지, 다시 말해 혼자서는 꼼짝도 못하는 간병 기간이 짧을수록 좋다는 것은 말할 필요가 없다.

045 새로운 생활을 위한 제안

 이야기를 정년인 60세로 되돌려 보자. 어느 정도 노후 자금이 있으며, 연금도 순조롭게 받을 수 있다는 가정하에 현실적으로 평균 수명을 고려하면 20년 가까운 '여생'이 있는 셈이다. 그리고 이를 문자 그대로 남은 여생으로 만들 것인가, 아니면 다른 형태로 만들 수 있을 것인가의 분기점은 바로 '지금'이다.

 외형적으로 말하면, 무언가 일을 하게 된다면 스트레스가 쌓이지 않도록 했으면 좋겠다. 이와 함께 이런 일은 보람이라든가, 성취감, 살아 있는 충실감 같은 것을 자신의 생활 속에 불어넣는다. 이것이 새로운 생활이다.

 이 신선함은 '정년퇴직'을 기업 사회에서 추방되었다고 받아들이는 것이 아니라, 과거의 굴레에서 벗어났다고 생각하는 것에서부터 시작된다. 그런 다음, 어떻게 하면 자신의 생활을 충실하게 만들지, 살아가는 계기를 찾자.

바둑이나 장기도 좋고, 마작도 좋다. 자기 역사를 써도 좋고, 컴퓨터 조작을 마스터하거나, 자원봉사 활동에 힘쓰는 것도 좋을 것이다. 무엇인가 생활을 재미있게 해주는 새로운 일이나 취미를 갖도록 하자.

우리들 세대는 소년기에 사회가 겨우 생활이 풍요로워진 시기와 맞물려 대개 어떤 일에 몰두한 경험이 있다.

우표를 모으거나 전자 기타를 배우거나, 곤충 채집 소년이었거나, 혹은 카메라 매니아였거나, 화가가 되고 싶어서 그림을 그리는 일에 몰두한 경험을 갖고 있다. 또한 대학 졸업생이라면 대부분의 사람이 학생 시절에 베트남 반전 운동 등의 데모 행진에 직접 참여하거나, 사회의 이러한 움직임에 흥미를 가지고 접한 경험이 있을 것이다.

이런 것들이 결혼하고 기업에 취직하여 회사원이 되어 가는 과정에서 사회와 자신의 연결고리로 인해 나름대로 즐기던 일이나 취미에 대한 관심을 잊어버리고 말았다. 이런 기분을 다시 되찾는 것이 필요하다.

전혀 소질도 없고 흥미도 없었던 사람이 어느 날 갑자기 바둑이나 장기를 한다고 수선을 떨어도 거의 작심삼일로 끝나고 마는 경우가 많다.

지금부터 시작하는 일은 지속되지 않으면 의미가 없다. 그렇다면 역시 소년 시절의 기억을 떠올려 무엇인가 찾아내는 것이 가장 이상적이지 않을까. 하여간 남이 뭐라고 하든지 신경 쓰지 말고 마이 페이스로 진행하는 것이 중요하다.

046 인간이 사는 힘

요전에 70세를 넘은 대학 교수가 젊은 여자를 성희롱한 것이 밝혀져 주위 사람들과 매스컴을 떠들썩하게 했다. 공무원이나 학교 선생이 이런 범죄를 저질렀을 때 사회적인 뉴스가 되는데, 이것이 현실이다. 어쩌면 이 사건의 배경에는 배출구가 없는 고령자의 성욕이 꿈틀대고 있는 것인지도 모른다.

교육자나 관료들이 조직의 톱니바퀴가 되거나 양식에 칭칭 얽매여 있으면서도, 성의 충동을 컨트롤하지 못해 그중의 한두 사람이 법에 저촉되는 행위를 하고 마는 것이다. 숫자로 보면 관료나 교육자보다는 70세를 넘은 고령자의 수가 훨씬 많을 것이다.

전통이라는 표현을 해도 좋을지 모르겠지만, 일본 사회에는 남존여비의 풍조가 있어서 성에 관한 일은 중대한 터부로 간주되어, 여성의 성기나 월경은 더러운 것으로 여겨져 왔다. 또한 역사 속에서 '늙는다'는 일도 특수한 것으로, 더럽다고는 할 수 없지만 적어도 이상한 것으로 취급되어 왔다. 고려장 전설의 고사를 여기서 새삼 말할 필요도 없을 것이다.

나이가 들면 인간은 약해져서 욕망도 희박해진다고들 한다. 아무런 근거도 없이 모두가 그렇게 생각하는 것이다. 그래서 70세 대학 교수의 성희롱 행위에 놀라는 것이다. 그냥 무조건 노인에게 성욕은 존재하지 않는다고 믿으며, 할아버지와 할머니는 그냥 남녀를 구별하기 위한 관습에 불과하다고 생각한다.

하지만 40세에는 40세의, 50세에는 50세의 성욕과 성생활이 있었던 것처럼, 현실적으로 성의 본능은 60세를 넘고 70세를 넘어도 인간 몸 속에서 확고한 형태로 존재한다.

성은 삶의 본능과 동전의 앞뒷면과 같이 표리일체의 존재인 것이다. 나이가 들었다고 해서 성욕이 소멸되는 것은 아니다.

인간의 삶은 성욕이 그 기둥을 이루고 있다. 여기서 프로이트의 말을 떠올리고 싶지는 않지만, 몸의 기능이 생식 능력을 가지고 있는가의 여부와는 관계 없이 성욕은 변함없이 존재한다. 다만 인간에게는 본능을 그대로 긍정하려는 쾌락에 대한 욕구와 함께 자신의 현 상태를 부정하려는 관념적인 사고 부분도 있다. 때문에 오랜 세월 한솥밥을 먹던 아내를 먼저 보낸 후에, 아내와의 추억과 함께 살아갈 것인지 아니면 새로운 반려자를 찾을 것인지, 그 미묘한 갈등 속에서 사는 것이다.

고령기의 성욕은 자연스럽고 인간적인 것으로 받아들여져야 한다.

047 고령자의 섹스 라이프

인간의 자아는 성과 성의 본능이 엉켜서 존재하고 있다. 노후의 평안하고 행복한 생활도 이 '성'의 문제를 생활 속에 다시 자리매김하지 않으면 실현되지 않는다.

『성을 제외시킨 노후는 있을 수 없다』는 1992년에 서거한 다이쿠하라 히데코大工原秀子 씨의 명저인데, 저자는 책 속에서 두 차례 〈노인 성의 실태〉를 조사하여 제2차 세계대전 이후 일본인의 노년기 성 실태를 힐문하고 있다. 그 조사는 1973년과 1985년, 12년 간격으로 행해졌다.

조사에 따르면, 성적 욕구의 유무에 대해서 '없다'고 대답한 남성 노인은 첫번째 조사에서 11%, 두 번째는 9%였다. 성행위에 대해서는 '있다' 가 첫번째는 77%, 두 번째는 96%에 달했다.

한편 동일 항목에 대해 여성의 경우는 첫번째의 성적 욕구에 대한 '없다' 가 66%, 두 번째는 41%였으며, 성행위의 유무에 대해서는 첫번째 '있다' 가 46%였던 것이 두 번째는 92%라는 숫자로 변화했다.

9할의 여자 노인이 성행위를 하고 있으면서 4할이나 되는 여성이 성적 욕구를 느끼지 못한다는 것은, 의무적으로 남자의 욕구에 응하고 있다는 식으로 해석해야 할 것이다.

여성의 '성행위 상대' 라는 항목에서는 '배우자 이외의 남자' 라는 항목이 첫번째는 5%였던 것이 두 번째 조사에서는 21%로 4배나 늘어났다. 두 번째 조사에서는 첫번째에는 없었던 '불특정 남성' 이라는 자극적인 항목도 눈에 띈다.

이들 숫자는 지금까지 내가 지면을 할애해 말한 인간과 성의 관계를 그대로 보여 주고 있다.

노인을 '성적 의욕을 잃은 존재' 라는 식으로 받아들이는 것은 우리들의 잘못된 생각에 지나지 않는다. 고령자에게도 성욕이 있고, 성교도 이루어지고 있다. 이것은 인간으로서 정상적인 형태이다.

문제는 이것을 이상하다고 여기는 우리들의 인식 부족에 있다. 지금까지 인생의 남은 시간으로써만 취급되어 왔던 고령자의 생활, 그 '노후' 에 장년기까지 존재했던 성욕이나 의욕, 그 밖의 인간적인 모든 것이 그대로 존재하고 있다는 점을 우리들의 의식 가운데서 받아들이지 못하는 것뿐이다.

　이는 '노후'라는 말로 고령자를 특별한 존재로서 차별하여 구분하는 생활 감각에서 유래한 것이다.

048 행복한 섹스를 위해서

이미 고령의 입구에 서 있는 우리 자신도 노년기 성에 대한 오해의 주술에 걸려 있다는 점을 깨달아야만 한다.

앞에서 제시한 조사 결과가 현재 어떻게 변했는가는 일본성과학연구회 섹셔리티연구회가 행한 〈1000명 조사〉에서 어느 정도 파악할 수 있다. 다이쿠하라 히데코 씨의 조사 대상은 일반 시민이었다고 하는데, 〈1000명 조사〉는 중류층 가정 이상의 사람들로 다소 조사 대상의 지역 차이는 있는 것 같다. 최근의 앙케트 조사는 2000년에 이루어진 것인데, 이 조사에서도 노인 여성의 성욕 유무와 성교 유무는 차이를 보이고 있다.

고령자에게 성의 세계가 존재한다는 사실과 고령자 남녀 간에 행복한 형태로 성생활이 이루어지고 있는가의 여부는 본질적으로 다른 문제이다.

아마 행복한 성생활은 행복한 생활과 등호 관계에 있다고 해도 좋을 것이다. 그러나 현실적으로 노인 여성의 전체 9할이 성생활을 하고 있다고는 하지만, 이미 언급한 대로 그 가운데 반수에 가까운 4할이 성적 욕구를 느끼지 못한 채 성행위를 하고 있다. 요컨대 할 수 없이 상대 남성의 성행위 요구에 응하고 있다는 의미이다.

그들은 행복하게 생활하고 있는 것일까.

이 수치의 차이는 사실 고령자에게만 나타나는 것이 아니다. 더 젊은 남녀 관계에서 유래하는 일본 여성의 성생활 현실을 암시하고 있다.

다이쿠하라 히데코 씨나 성 평론가로 명성이 높은 나라바야시 사치奈良林祥 씨와 함께 전후 일본인의 성 문제를 다루어 온 평론가 다카야나기 미치코高柳美知子 씨는 이 수치의 차이를 극단적으로 이렇게 설명한다.

"일본인 부부 사이에는 성에 관한 커다란 장벽이 존재합니다. ─ 남자는 이 점을 전혀 깨닫지 못하고 있습니다. 결혼한 다음 대부분의 남자는 일에 몰두하여 가정일은 부인에게 떠맡기고 각자의 길을 걸어왔다고 하고, 부인도 행복을 느낄 수 있는 제대로 된

성적인 접촉이 없는 상태에서 시간만 흘러 버렸다고 한탄합니다. 그런 부부가 대부분인 것입니다."

이 성의 장벽이 무너지지 않은 채 고령기로 접어드는 경우가 많다. 이 상태는, 남자와 여자가 각자의 채워지지 않는 마음을 어떻게 다시 맞춰 가며 살아갈 것인가 하는 문제로 파악해 볼 수 있다.

침대 안에서의 민주주의 049

〈인간과 성〉 연구소의 다카야나기 미치코 씨는 말한다.

"침대 안에서의 민주주의가 가장 어렵다고 하는데, 저도 그렇게 생각합니다. 침대 안에서 남자와 여자가 쾌락을 느끼거나 성을 즐기기 위해서는, 역시 삶의 방향이 일치하지 않으면 불가능합니다. 일본 남자의 성이라는 것은 전략, 중략, 삽입― 단지 이것뿐일 것입니다. 자기만 즐기면 그것으로 그만이며, 여자에게 있어서 섹스는 빨리 끝났으면 싶은 일일 뿐입니다. 이것이 현실입니다."

다카야나기 씨는 조사 수치의 차이를 이런 식으로 해석한다.

그 밖에 최근 이루어진 주부가 품고 있는 본심을 조사한 앙케트에서, "자신이 하는 가장 중요한 집안일에 순위를 매겨 주세요"라는 항목에 대해 '남편과의 섹스' 라는 항목이 두 번째에 올랐다고 한다. 생활 감각적으로 말하면 주부에게 있어서 남편과의 섹스는 집안일의 일부인 것이다.

남자들은 아내가 이런 식의 냉정한 눈으로 자신들의 행위를 보고 있다는 사실을 전혀 깨닫지 못하고 있다. 현실적으로 꽤 많은 여성이 성교시에 성의 희열을 경험하지 못한 채 성생활을 하고 있다고 한다.

이러한 성의 일방통행 상태는, 대부분의 경우 남자 측의 성에 대한 오해나 지식 부족에서 온다. 그로 인해 여자의 몸을 잘못 다루고 있는데 커다란 문제가 있는 듯하다.

남자 입장에서는 자기 부부가 서로 공기와 같은 존재이며, 아내는 자신과의 관계에 만족하고 있다고 멋대로 생각해 의심하지도 않는다.

다카야나기 씨는 말한다.

"여자는 어려워서 말하지 않지만, 그런 공기 같은 존재가 있을 수 있을까요? 이것은 남자가 그렇게 생각할 뿐입니다. 아내는 사실은 화가 나 있습니다. 남편이 집에 있으면 얼마나 숨이 막히는지…… '물' 이라고 말하면 물을 갖다 주어야 하고, 여러 가지를 신경 써야 합니다. 어느 텔레비전 광고에서처럼 '남편은 건강하면서 집에는 없는 것이 좋다' 고들 합니다. 정년퇴직한 후에 남편이 곁에 있는 것은 정말로 성가시다고 합니다. 이런 의미에서 공기는 아닙니다. 공기라니요, 그런 일은 있을 수 없습니다. 그저 단순한 남자의 독선적인 말투일 뿐입니다."

일만 아는 인간 상태로 정년을 맞이하여 폐품처럼 되고 만 남자들을 한 칼에 자르고 있다.

050 만족스런 섹스가 가져오는 행복

 섹스 따위는 건강한 생활과 관계가 없다고 생각하는 사람도 있을지 모르겠다. 하지만 그렇지 않다. 고령기의 성적 관계의 충족은 행복한 생활과 직결된다.
 여기서 성의 문제를 다시 문제삼아 논하는 것은, 이 성의 문제가 고령기 인간이 얼마나 풍요롭게 자신의 인생을 살아갈 수 있는가 하는 척도의 하나가 되기 때문이다. 아내와의 안정되고 행복한 생활을 하기 위한 중요한 요소로써 성적인 관계가 커다란 위치를 차지하고 있다는 말이다.
 식생활을 건강한 생활의 기본이라고 하는데, 성생활도 마찬가지 의미에서 행복한 생존 형태의 토대인 것이다. 이 가운데 구체적인 요소의 하나가 파트너와의 섹스이다. 그러나 이제 남자가 행위 도중에 '좋냐'고 묻고 여자는 이에 의무적으로 '좋다'고 대답하는 식의, 남자 쪽 생각대로 이루어지는 일방적인 섹스에서 탈피해야 한다.

'섹스'라는 말이 신문의 인생 상담 페이지에 등장한 것은 이미 오래 전의 일이다.

2001년에 서거한, 섹스 카운셀러의 창시자이기도 한 나라바야시 사치 씨는 만년까지 요츠야역 앞의 주부회관에서 성고민 상담에 계속 응해 왔는데, 그가 만년에 뱉은 한탄은 일본인의 성적 욕구가 완전히 모습을 바꾸어 버렸다는 것이었다.

"1926년경에는 섹스로 고민하는 상담은 1년에 한두 번밖에 없었습니다. 그때의 남녀는 제대로 섹스를 했던 것입니다. 그것이 지금은 내가 받는 상담 중 34%에서 36%가 섹스에 대한 고민입니다. 성이라는 것이 가지고 있는 빛나고 생기 있는 측면, 즉 에너지 같은 것이 외부로 배출되지 않게 되어 버렸습니다. 이것은 다른 말로 하자면, 일본 남성의 목소리가 가늘어지고 여성의 목소리가 굵어졌다는 점에도 나타나서, 성이 가진 자극 같은 것이 점점 시들어 버린 것입니다. 성의 에너지에는 에로스와 타나토스의 두 가지 측면이 있습니다. 에로스라는 것은 상대에게 멋있고 아름답게 보이고 싶다는 면이고, 타나토스는 듬직하고 거친 면입니다.

일본인은 타나토스가 쇠약해져 버렸습니다. 이것은 내 개인적인 생각인데, 일본이라는 나라는 어떤 의미에서 이미 절정에 달했기 때문에 지금부터는 질질 미끄러져 떨어지는 일만 남은 상태에 와 있는지도 모르겠습니다."

  성의 에너지가 인간이 살아가기 위한 의욕이나 행동력에 직결되어야 한다. 나라바야시 선생은 바로 이 점을 한탄한 것은 아닐까. 우선 그것부터 재구축해야 한다.

제6장

섹스로 생활을 새로이 한다

>> 파트너를 다시 사랑하기 위해서라도
새로운 형태의 섹스 라이프를

051 부부 관계를 새로이

우선 바른 성의 모습을 되찾아야 한다. 남자도 여자도 마찬가지이다.

사회 현상으로까지 나타나고 있는 섹스레스의 풍조는, 다이쿠하라 히데코 씨나 일본성과학회의 섹셔리티연구회가 조사한 수치차가 드러낸 결론적인 문제점으로서, 굵은 맥락에서 일본인의 성의식과 연관되어 있는 것은 아닐까? 아마 거기에 존재하는 것이 부부 사이 의사 소통의 소멸일 것이다.

다카야나기 씨는 말한다.

"남편과 아내는 한 지붕 아래서 생활하고 있지만, 인간적 관계성은 점점 멀어져 갑니다. 남자는 어느 날 문득 자신이 기업 사회의 일만 아는 인간이 되어 있다는 것을 깨닫습니다. 여자는 또 어떤가 하면, 가사에 육아, 게다가 직장에 다니는 분도 많이 계실 텐데…… 그저 삶에 지치고 맙니다. 남자도 여자도 녹초가 되어 현재에 이르고 맙니다. 그리고 내가 지켜본 바로는, 부부란 자녀 교육이 끝나고 자녀로부터 해방되고 나서야 비로소 엄마·아빠가 아닌 남자와 여자로 돌아갑니다. 하지만 온전한 남자와 여자로 돌아가지 못합니다. 남자는 술집 마담이나 아가씨를 좋아하지요. 이는 다만 돈을 지불하기 때문에 즐거운 이야기 상대가 되어 주거나 능숙한 솜씨로 위안을 주는 것인데, 남자들은 집에 돌아가지 않고 그런 곳에서 한눈을 팔고 있습니다. 가정은 월급을 갖다 바치는 곳이 되어 버린 것이지요. 아내 입장에서는, 나는 이것을 '캡슐 속의 모자母子'라고 하는데, 남편이 들어갈 수 없도록 아이들과의 공존 관계를 만들어서 딸도 아버지를 싫어하게 됩니다. 그래서 아버지들은 섹스리스가 되거나 바람을 피우고, 불륜을 저지릅니다. 이는 이미 생각으로 끝나는 것이 아니라 인터넷 등을 통해 실제로 이루어지는 경우가 상당히 많습니다. 원래는 남편과의 섹스 문제로 고민했던 것이 이제는 이런 식으로 황폐해져 가고 있습니다. '남편은 나를 만지려고 하지도 않아. 내 인생이 이것으로 끝나 버리다니 참을 수 없어'라고 생각하는 아내도 있을 것입니다."

이는 전형적인 이야기인데, 일단 이러한 형태로 엇갈린 부부의 인연은 현실적으로 바로잡을 수도 없고, 어떻게 해야 좋을지 모르는 상태로 시간만 허무하게 흘러갈 뿐이다. 이것이 원만하지 못한 부부의 현실인 것이다.

그런 가운데 정년퇴직을 맞이한다. 남자는 사회에서 버림을 받고, 아내는 상대도 해주지 않는다.

그리하여 정년퇴직하는 날이 부인이 남편에게 이혼을 청구하는 날이 되는, 희극인지 비극인지 알 수 없는 일이 현실적으로 일어나고 있는 것이다.

052 마음먹은 순간 행동으로

이혼해서 새로운 상대를 다시 찾는다면 모르지만, 남자와 여자가 긴 과거의 역사를 거쳐 함께 지내고 있으면서 그 상대와 함께 있을 때 마음의 평온이나 행복이 없다면 개인의 행복 따위는 실현될 수 없을 것이다.

남자와 여자의 연결고리가 사랑이든 정이든 함께 살기로 정했다면, 다시 시작할 방법을 찾아야만 한다.

아내와의 행복한 일상생활을 재구축해야 한다. 지금부터 어떻게 하면 재출발할 수 있을까 하는 점을 생각해야 한다. 몇 번이나 이 점을 강조하는 이유는, 재출발시키는 생활의 틀이 앞으로 노화와 더불어 닥쳐 오는 여러 문제나 일과 싸워 나가기 위한 요새가 되어 줄 것이기 때문이다. 이는 고령이라는 새로운 시대를 살아남기 위한 새로운 둥지를 마련하는 것이다. 이때 아내는 성애의 상대임과 동시에 같은 꿈을 엮어 가는 동지여야 한다.

아무도 신경 써 주지 않고 바라봐 주는 사람도 없이 혼자서 살아가는 것보다는, 둘이 살아가는 편이 좋은 것은 두 말할 필요도 없다.

냉랭해진 아내와의 관계를 수복하기 위해서 어떻게 하는 것이 가장 좋을까. 다카야나기 씨는 이렇게 조언을 한다.

"이미 늦은 것은 아닐까 하는 의구심이 들더라도 어떻게든 다시 좋은 관계를 만들어야 한다고 생각해요. 지금 55세라 해도 8~90세까지는 꽤 긴 시간이 남아 있는 셈이니까요. 부부의 시간은 둘이서 장작에 불을 지피는 것이라고 생각합니다. 혼자서 끙끙거린다고 해결되는 것은 아니에요. 자신의 생활을 따뜻하고 행복한 것으로 만들기 위해서는 생각한 시점부터 행동에 옮기면 되는 것입니다. 조금 멋쩍어도 '오늘이 당신 생일이군' 이라든가 '결혼기념일이네' 하는 식으로, 잊고 있었던 여러 기념일을 기억해 내서 다시 시작하면 되는 것입니다. 그런 명목이란 것은 얼마든지 만들 수 있으니까요. 자신이 상대방을 생각하고 있다는 사실을 상대에게 알리는 것이 가장 중요합니다."

어느 날 다카야나기 씨에게 난처한 표정으로 한 남자가 찾아왔다. 그는 정년을 맞아 퇴직한 날에 아내에게 줄 50만엔의 반지와 함께 〈앞으로는 서로 이름에 씨를 붙여서 부르자. 사랑해〉라고 쓴 편지를 함께 선물했다가 아내에게 심한 분노를 샀다는 내용을 상담해 왔다. 남자가 당황해서 어쩔 줄 모르는 모습이 눈에 선하다.

053 파트너에게 감사의 마음을

남편이 고민 끝에 사랑의 편지와 함께 50만엔의 반지를 선물했는데도 기뻐하기는커녕 아내는 왜 심하게 화를 낸 것일까.

아내의 심리를 다카야나기 씨가 대변한다.

"이 남편은 틀림없이 성실한 일벌레로, 아마 말주변도 별로 없는 사람일 것입니다. 정직하고 좋은 사람이며, 나름대로 아내도 사랑하고 있습니다. 하지만 이런 사람이라도 섹스는 일방적이라서, 여자의 즐거움이나 행복이 어떤 것인지를 전혀 모르는 것입니다. 그런데 갑자기 그런 비싼 물건을 아무런 상의도 없이 사 가지고 귀가한다면, 아내가 화를 내는 것은 당연한 일입니다. 상대방의 마음도 생각하지 않고 자기 멋대로 하는 것이 그때까지 아내를 질리게 만들어 온 태도라는 점을 알아차리지 못한다면, 둘의 관계는 이미 끝입니다."

"50만엔이나 하는 반지 따위는 필요없어, 당신은 나를 전혀 모르잖아!" 하는 아내의 고함소리가 들려오는 듯하다.

이 일의 가장 중요한 포인트는, 함께 생활을 다시 시작하자는 메시지를 정확하게 아내에게 전달하는 것이다. 지금부터 이 집을 자신의 세계로서 당신과 함께 행복한 삶을 만들어 가고 싶다는 메시지를 보내는 것이다. 이를 위해서 남편이 해야 하는 일은 아주 작고 사소한 것들이다. 예를 들어 부엌에서 찻잔을 씻어 주거나, 커피를 타거나, 목욕탕 청소를 하거나 하는…….

'내 인생에 당신 이외에는 아무도 없다'라는 점을 일상생활의 평범하게 흘러가는 시간 속에서 보여 주는 것이 중요하다. 남편이 정신을 차려서 새로운 삶을 살려고 진지하게 생각하고 있다면, 아내에게 그 자세와 마음이 통하지 않을 리 없다.

정말 별 것 아닌 것을 계기로 부부 관계를 새로 만들어 가며, 성에 관해 남자의 일방적이고 자기 마음대로 생각하는 것에서 벗어나야 한다. 사정만을 목적으로 하지 않고 사랑을 키우는, 그런 가운데 여자의 몸을 아끼는 사고 방식을 갖도록 자신을 변화시켜 나가야 한다.

부부의 사랑의 형태에 대해서도, 남녀의 관계에 대해서도, 섹스

그 자체에 대해서도, 남자들은 잘못된 확신을 가지고 있는 경우가 많다. 그리하여 결국 자신의 정당함을 의심하는 유연성도 가지지 못하는 것이다.

그러나 이상적인 고령 사회에서는, 여자의 행복 없이 남자의 행복은 존재할 수 없다. 우선 아내의 마음에 귀를 기울여야 한다.

054 아내의 갱년기

여자의 몸은 어렵다.

50대에 들어서면 갱년기라 불리는 시기가 있어 월경이 종말을 고하고, 생식 기능이 쇠하여 임신할 수 없게 된다. 정신적으로도 여러 가지 잡념에 사로잡혀, '갱년기 장애'라 불리는 고통을 맛보게 되는 경우가 많다.

최근 남자에게도 갱년기 장애가 있다는 사실이 밝혀지기 시작해서 다양한 화제를 불러일으키고 있는데, 여성의 갱년기 장애보다 개인 차가 심하다고 한다.

여하튼 여성은 몸의 기능 변화와 더불어 자칫 잘못하면 정신이 불안정해진다. 혼자서 조용히 이런 운명을 받아들이면서, 인간으로서의 인생은 덧없는 것이라 곱씹는 상태가 되는 것이다. 이런 상태에서 남편과의 커뮤니케이션 단절에 괴로워하게 된다.

자궁적출 수술을 받은 여성이 병에서 회복한 다음 남편과 오랜만에 섹스를 한 뒤 "뭔지 모르겠지만 굉장히 좋아졌네"라는 이야기를 들었다고 한다.

그때 여성으로서 느끼는 절망적인 마음과 고통을 생각해 보면 좋을 것이다. 남편이 아내의 몸을 그때까지 어떻게 생각해 왔는지, 부부가 함께 인생을 살아간다고 생각하고 있는지…… 이것은 품성과 인간성의 문제이다. 자신의 분신으로서, 자신을 계속 지켜봐 준 인생의 동반자로서의 아내를 사랑하지 않고서 무엇이 앞으로 자신의 인생을 지탱해 주겠는가.

갱년기를 지나면 여성은 임신할 능력을 잃지만, 그렇다고 성교 능력이 없어지는 것은 아니다. 성욕도 없어지는 것이 아니다. 다만 마음이 갱년기 문제를 인생의 필연이라고 제대로 받아들이지 못하면, 정신적인 스트레스가 원인이 되어 질 수축과 같은 증상이 나타나 성교시 아픔을 느끼는 경우가 있는 것 같다. 이런 때는 삽입시에 젤리와 같이 윤활을 촉진하는 물질을 사용하는 것도 도움이 될 것이다.

그러나 무엇보다도 중요한 것은, 여성에게서 정신적인 불안이나 남 모를 절망감을 없애 주고 살아 있는 즐거움을 실감시키는 일이다. 그런 가운데 성행위를 생각케 하는 것이다.

  아이들이 어른이 되어 한 사람씩 독립하고 아내의 갱년기가 끝난 다음, 두 사람이 서로를 새롭게 바라보며 생활하기 시작하는 이 시기를 미국이나 유럽에서는 '세컨드 허니문'이라 부른다고 한다. 농후한 남자와 여자의 시간이 되돌아오는 시기인 것이다.

055 음란물의 주술에서 벗어나자

 우리 남자들 중에는 이유없이 젊은 여자의 몸에 대한 소박한 동경을 가지고 있는데, 젊은 여자들에게는 성숙한 인간으로서 사랑의 생활을 키워 가는 능력은 거의 없다. 이 점을 알고 있는지 모르지만, 주간지의 미인이나 전라 누드 사진집의 모델들은 현실적으로 존재하는 것이 아니다.

 일본 사회에는 남자가 가진 성욕의 형태에 맞추어 발달해 온 음란물 산업이 있는데, 이것이 아무렇지도 않게 일상 세계에까지 침투해 버렸다. 예를 들면 〈스킨 매거진〉과 같은 것은 미국이나 유럽에서 발행하는 것인데, 그 지역에서는 이런 종류의 잡지는 엄격한 관리하에 판매되고 있다.

따지고 보면 인간의 성적인 욕망에 비정상도 정상도 없겠지만, 사회적인 규범 안에 '터부'라는 것은 확고하게 존재한다. 이를 벗어나면 사회적 제재를 받거나 일상생활에서 배제되는 것이 현실이다. 이것은 연령을 불문하는 일로, 70세의 대학 교수이기 때문에 젊은 여자의 육체에 성적인 욕망을 느끼는 것이 비정상적이라는 이야기는 아니다. 상식적인 이야기로 치한이나 엿보기 따위의 행위가 비정상인 것이다.

또 외국에 여행을 가서 호텔에서 호객 행위를 하는 스틱 걸과 하룻밤의 사랑에 빠지는 경우도 있다. 상대 여자가 아무리 돈이 목적이라고는 하지만, 여행지에서 생길 수 있는 일이다. 다만 사회의 규범, 법이나 도덕의 틀을 벗어나는 이런 행위를 다른 사람에게 들켰을 경우에는 역시 비정상적인 일이 되는 셈이다.

요전에 중국에서 몇 백 명이나 되는 일본인이 집단으로 매춘을 했다는 뉴스가 있었는데, 몇 백 명이 모여서 한꺼번에 그 호텔에서 집단으로 매춘을 행했다고 하면, 이것 역시 품성이나 인간성 문제와 연관된다. 한심하기 그지없다.

성 충동은 청소년기나 장년기 인간에게는 사회 질서를 파괴할 수도 있는 에너지 발산 통로가 되는 상황도 있을 것이다. 윤리나 도덕의 잣대로 전부 부정해 버릴 수만은 없는 문제다.

여행지에서 있었던 수치는 지워 버리라고 한다. 여행 역사학자인 에릭 리드는 그의 저서인 『여행 사상사』 중에서 "여행지에서 만난 남녀의 섹스는 아무리 매춘이라 하더라도 이문화 커뮤니케이션으로 작용해 왔다"고 냉정하게 분석하고 있다.

그러나 고령의 성 문제는 대부분이 사랑의 문제인 것이다. 노잔(老殘, 늙어도 죽지 못해 살아 있음)이라는 말이 있는데, 속세의 성적 충동을 소설이나 꿈에 나오는 이야기로만 치부해 버려서는 안 된다. 또 인간으로서 우리는 사랑이라는 것을 아름답게 간직해야 한다. 그렇게 하지 않으면 고령자의 마음은 안정이나 평온을 찾을 수 없다.

056 여러 성의 형태

실제로 고령의 성 문제가 동시에 사랑의 문제이기도 하다는 점을 생각하면, 세상의 상식에 사로잡히지 말고 다양한 모습으로 나타나는 것도 바람직하다고 생각한다.

다카야나기 씨는 가끔 고령자 모임에 초대를 받아 〈고령자의 삶은 성을 빼고 언급할 수 없다〉는 주제로 강연을 하는데, 엄청난 사람이 몰려들어 그의 이야기를 귀 기울여 듣는다고 한다. 또 노인회와 같은 모임에서는 그의 강연 내용을 녹음하여 문자화한 것을 소책자로 만들어 적당한 가격에 판매하고 있다고 한다.

우리들이 젊었을 때는, 나라바야시 사치 씨나 노자카 아키유키 野坂昭如 씨가 쓴 《평범 펀치》의 성 컬럼이나 그 밖의 잡지 독자

상담실에서, "나는 포경인 것 같은데 비정상일까요?"라는 투서에 관계자가 "그런 일은 신경 쓸 필요가 없습니다", "하고 싶을 때 하는 것이 자위 행위, 죄의식을 가져서는 안 됩니다" 등등, 요점만을 간략해 명답을 제시하기도 했다. 지금은 그런 계몽을 목적으로 하는 기사는 잡지에서 사라져 버렸다.

지금 노인을 대상으로 하는 잡지가 몇 권인가 나오고 있지만, 예전의 잡지 미디어가 가지고 있었던 '터부를 깨려고 하는 에너지'를 느끼게 하는 미디어는 거의 없다. 이상한 상술이 자리를 잡아서, 고령자를 위해 만들어지기 시작한 상품을 어떻게 팔아 먹을 것인가 하는 점만을 생각하여 지면을 할애하고 있다. 그래서 서서 듣는 사람이 있을 정도로 다카야나기 씨의 강연이 활기를 띠고 있는 것이다.

고령자가 자신들의 생활을 축으로 하는 자립이란, 예를 들면 이런 성의 문제를 주체적으로 생활에서 부딪혀서 현실화하는 것이다.

만약 지금까지 함께 지내 온 파트너와 이혼하거나 사별하여 혼자서 살게 되었다면, 새로운 누군가와 만나 동거나 혼인신고와 같은 결혼 형식에 얽매이지 말고, 주말에만 만나거나 자유롭게 왕래하는 등, 각각의 사정에 맞추어서 남녀 관계를 즐겨도 좋지 않을까 생각한다.

예를 들면 재산 배분 문제나 유족연금 문제 등도 마찬가지이지만, 실제로 사회는 남편이나 아내와 사별한 고령자의 행복한 생활에는 관심이 없고 법적으로도 차치하여, 재혼하면 유족연금을 받을 수 없게 되어 있다. 그러므로 이런 자유로운 왕래가 자연스러운 형태가 될 수도 있다.

다시 말해, 남의 눈을 신경 쓰지 말고 본인이 자기 자신의 문제로써 생각해야 한다.

057 사랑하는 여자에게 꽃다발을

다카야나기 씨의 지인 중에 휠체어 생활을 하게 된 다음 완전히 정신이 나간 남편을 돌보고 있는 부인이 있다고 한다. 그 부인은 병원에서든 어디에서든 힘차게 큰 목소리로 "여보, 여기 보세요, 여기!" 하면서 남편을 돌본다고 한다.

"이런 광경을 보면, 남편이 몸을 자유롭게 움직일 수 없게 되고, 기력도 쇠해서 자신에게 전적으로 기대는 것을 보고, 부인은 겨우 부부라는 점을 실감하고 있을 거라고 생각하게 됩니다. 남편의 이런 모습을 보고 좀 쓸쓸했을 것입니다. 그것은 이전과는 달리 부부의 관계가 역전된 것이니까요."

확실히 말 그대로다.

그렇다면 앞서 언급한 50만엔의 반지를 선물한 남편이, 반지 대신 부인에게 무엇을 사 가지고 귀가했으면 좋았을까?

다카야나기 씨의 어드바이스를 소개하자.

"어떤 선물을 준비해서 귀가한다는 것은 굉장히 멋진 아이디어라고 생각합니다. 예를 들면, 꽃다발이 있지요. 여자는 꽃을 선물받으면 기뻐합니다. 일본 남자는 왜 그런지 별로 꽃다발을 선물하지 않아요. 옛날에 나는 모스크바 공항에서 중년의 남성이 꽃다발을 손에 든 채 비슷한 나이의 여성을 마중 나온 광경을 본 적이 있는데, 외국에서는 꽤 흔한 일이라고 하더군요. 그때 부럽다는 생각과 멋지다는 생각이 동시에 들었어요. 별로 비싸지도 않으면서 특별한 선물이라는 느낌도 들고요. 선물의 본질은 그런 것이잖아요. 세상의 잣대로 쟀을 때 특별한 것이 아니라도 상관없습니다. 초콜릿도 좋고, 아주 작은 것이라도 상관없습니다. 자신의 마음을 평범하게 자연스러운 형태로 표현할 수 있는 것이라면 무엇이든지 괜찮아요."

오랜 시간 집을 비웠다. 물론 부부라는 형태로 가정을 이루었을 때 최초로 한 약속이 '남편은 일하고 아내는 가정을 지킨다'는 것이었으니까, 어쩔 수 없는 부분도 있었을 것이다. 하지만 맡은 역할 가운데, '남자와 여자'의 관계는 퇴폐되어 버린 셈이다.

이 부분을 수복하여 같은 출발점에서 새로 시작하기 위해서는,

남편이 먼저 아내에게 위로와 감사의 마음을 담아 머리를 숙여야 한다. 이것이 매너이다.

그것도 아내가 화나지 않도록, 자신이 지금까지 살아온 방식과는 다른 삶을 살아갈 결의를 담아서 말이다.

그렇기 때문에 꽃다발이 좋은 것이다.

058 남편의 갱년기

여성에게 갱년기가 찾아오는 것처럼, 남자도 나이를 먹으면서 성 기능이 변화한다. 이를 '남성의 갱년기'라고 부르기 시작한 것은 최근의 일이다.

갱년기의 최대 변화는 성 호르몬 밸런스이다. 이는 남녀 공통인데, 남자 몸에는 여자의 폐경과 같은 극적인 변화는 없다. 서서히 변화하는 것이다. 그래도 호르몬 밸런스가 변함으로써 자율신경 실조가 일어나는 경우도 있다.

이른바 남자의 갱년기 장애로는 머리가 멍하거나 열이 올라 얼굴이 화끈거리는 증상이 나타난다고 하는데, 이는 개인 차가 있는 듯하다. 심한 경우에는 임포텐스(성교 장애)가 되기도 한다. 이것도 원만한 가정이 있고, 상냥한 아내가 곁에 있는 생활 환경이라면 큰 문제가 되지 않아 극복해 낼 수 있다고 한다.

노화로 인해 여성 생식기에 질 수축과 같은 현상이 일어난다는 사실은 이미 언급했는데, 남성 생식기의 노화 현상은 60세경부터 좌우 고환의 크기가 달라져 어느 한쪽이 작아진다. 70대가 되면 양쪽 고환이 모두 수축한다. 정자도 50대에는 젊었을 때의 80%, 70대에는 68% 정도로 생성이 줄어든다.

'속발성 임포텐스'라는 것이 있는데, 젊었을 때는 어떠한 상황에서도 모두 대응하며 씩씩하게 발기하여 자신이 가진 의욕의 분신이라고 여겼던 페니스가 말을 듣지 않게 되는 현상이다. 이렇게 되면 초조해진다. 이것도 생활 속에서 겪는 가벼운 우울증 증세나 노이로제, 간단히 말하면 현실에 대한 부적응이 가져오는 스트레스가 원인인 경우가 많다.

남자도 여자도 이렇게 몸의 변화가 있기 때문에 두 사람이 하는 섹스의 형태도 변화해야 한다.

다카야나기 씨는 "일본 남자는 전략, 중략, 삽입이에요"라고 했는데, 바로 그 삽입을 할 수 없게 되는 것이다. 대사건이 아닐 수 없다.

나는 이 상황의 바탕에 있는 것도 '생활의 부자연스러움'이라고 생각한다. 섹스를 남자 중심의 '사정 지상주의'로 생각하기 때문에, '노화'라는 몸의 일종의 필수적인 변화 속에서 정신이 파탄하고 마는 것이다. 여자는 사실 당장의 삽입만을 원하는 것은 아니다.

여자가 원하는 것은 자상하게 대해 주고 몸을 꽉 안아 주는, 이러저러한 행위를 많이 해주는, 즉 시간을 두고 애무하는 것이다.

몸이 감미롭게 녹는 듯한 상태가 되었을 때, 그녀도 엑스터시에 도달할 수 있을 것이다.

059 몸을 만져 주는 의미

여기서 이야기는 요츠야에서 카이로플래틱을 개업한 야마네 씨로 돌아가는데, 야마네 선생은 치료를 받기 위해 병원을 찾는 환자들에게 "어제 누군가와 몸을 접촉했습니까?"라는 질문을 한다고 한다.

외국인이라면 친밀함을 표현하기 위해 볼에 뽀뽀를 하거나 악수를 하는 행위가 일반적으로 이루어지지만, 일본인에게는 보통 악수를 하는 습관이 없다. 여러 종류의 인간이 있겠지만, 베이비붐 세대의 남자들에게 이런 질문을 하면, '하루 종일 아무와도 몸을 접촉하지 않았다'고 하는 사람이 압도적으로 많다고 한다.

인간이 몸과 몸을 접촉하는 대표적인 행위가 섹스라고 할 수 있을 텐데, 섹스가 아니라도 몸에 접촉한다는 행위에는 여러 의미가 담겨 있다. 몸을 서로 기대면 마음이 평안해지고, 손을 상대의 몸에 갖다대면 말로는 표현할 수 없는 여러 가지 정보나 메시지가 전달되는 것이다.

인간 몸을 돌보는 것을 데아테(手當, 치료)라고 하는데, 이는 언어 유희로 만들어진 말이 아니다. 야마네 선생은 이렇게 말한다.

"상대의 몸에 손을 댐으로써 서로 몸의 여러 정보를 얻기도 하고 줄 수도 있습니다. 상대방 몸의 건강 상태도 알 수 있습니다. 이런 의미에서도 사람들이 서로 몸을 접촉하는 것은 굉장히 중요한 일입니다."

손을 대는 행위, 이로써 손가락 끝에서 상대방 몸에 그 사람의 온기가 전달되는 것이다.

'스킨십'이라는 말도 있는데, 어린 시절 아버지나 어머니와 손을 잡고 있는 것만으로도 다시 없는 안심감을 느끼는 것도 이와 마찬가지이다. 몸과 몸이 서로 닿아 있을 때 느끼는 평온함이나 만족감은, 생활하는 데 있어서 다른 무엇과도 바꿀 수 없는 소중한 것이다.

고령기 섹스에는 생식 행위 이상의 인간적인 의미가 있다. 이 의미에 대해 다카야나기 씨는 이런 식으로 말한다.

"남자들은 페니스 신앙이라고 할까, 발기할 수 없으면 자신의 인생은 끝이라고 생각하는 부분이 있어요. 성기와 성기가 결합하지 않으면 섹스가 아니라고 생각하는 것은 옳지 않아요. 나는 나이가 들어서 이루어지는 성행위는 스킨십이라고 생각해요. 여자는 언제나, 우선 남자가 자상하게 상대해 주기를 바라고 있습니다."

 먼저 마음의 자상함을 되찾아야 한다. 그렇게 하지 않으면 새로운 생활은 만들 수 없다.

060 고령기 섹스

　인간을 동물 수준에서 생각한다면, 섹스는 종족 번식을 위한 생식 행위이다. 남자는 평생 동안 성교나 자위 행위, 몽정 등을 합치면 몇 천 번, 어쩌면 몇 만 번 사정을 하는 셈인데, 실제로 이것이 종족 번식을 위해 이루어져 임신되는 횟수는 많아야 두세 번이다. 사람으로 환산한다면 갓난아이 두 명 정도이다.

　한 번 사정으로 1억 마리라는 정자가 방출되고, 이것이 여러 번 반복되는 가운데 단 두 마리만이 인간으로 변한다고 생각하면 감개무량한 일이다.

　하지만 이 점을 실감시키기 위해 펜을 들고 있는 것은 아니다. 동물은 종족 번식을 위해서만 섹스를 하지만, 인간은 다르다. 생식 기능 자체는, 여성은 폐경과 더불어 상실되고, 남성도 생성되는 정자 수가 체감한다.

그러나 문제는 여기서부터다. 인간 수명이 50세 정도였을 때는, 간단히 말해 생식 기능이 종언을 고하기 전에 생명이 다했으므로 모순도 그리 커다란 의미를 갖지 않았다. 하지만 수명이 연장된 오늘날에 와서는, 생식 기능이 없어져도 성욕은 없어지지 않게 된 것이다.

다시 말해서, 인간에게 성은 '쾌락' 이라는 의미를 갖는 생활 행위이기도 하다. 이렇게 생각하지 않는다면 모든 성교가 임신을 목적으로 한 행위가 아니라면 이상하다는 결론이 나온다. 하지만 오히려 실상은 반대로, 남자들에게는 섹스의 목적이 삽입과 사정이므로, 생식 행위로써 완결되지 않도록, 즉 여성이 임신하지 않도록 열심히 콘돔 따위로 피임을 하고 있는 것이다.

섹스를 스포츠라고까지 말하지는 않아도(실제로 이런 생각으로 행동하여 '프리 섹스' 라는 말이 유행한 시대도 있었지만), 섹스는 적어도 인간에게는 문화인 것이다. 이렇게 생각하면 섹스가 남자와 여자가 행하는 사랑의 커뮤니케이션이라는 점을 이해할 수 있을 것이다.

성행위가 커뮤니케이션이라는 관점에서 다시 정의하면, 남자와 여자가 이때 나누어야 할 행위의 윤곽이 명료해진다. 자신이 상대

파트너를 얼마나 사랑스럽게 생각하는지, 함께 지내면서 얼마나 행복한지, 그 기분을 키스·포옹·삽입·사정을 통해, 섹스하는 동안에 말이나 몸짓으로 다정하게 표현할 수 있어야 한다.

"일본 남자 머리 속에는 삽입과 사정밖에 없다."

이것은 동양과 서양의 여러 남자들과 연애를 해봤던 어느 미모의 부인이 한 은밀한 고백인데, 스스로를 되돌아보아도 정말로 비참한 생각이 든다.

고령기에 접어들어 임신할 공포에서 해방되고, 성적인 결합에 사랑이나 정복욕 이외의 목적이 사라진 다음 필요한 것은, 인간으로서의 마음을 여러 형태로 표현하는 섹스이다. 이는 충분히 향락적이고 인간적이다. 때로는 도덕을 어기는 경우가 있어도 상관없다.

삽입과 사정만을 생각하는 성행위는 동물들의 몫이다. 인간의 섹스는 좀더 다양한 의미와 스타일을 갖는 것이어야 한다. 그리고 이런 성의 스타일은 지금부터, 구체적으로 말하면 베이비 붐 세대가 이러한 문화 상황에 발을 내디딤으로써 더욱 확실한 형태의 문화로 창조될 것이라고 생각한다.

다시 말해, 모든 것은 지금부터다.

제7장

고령의 최대 적인 치매와 싸운다

>> 뇌의 기능이 쇠퇴하지 않도록 알아 두어야 할 일,
지금 당장 해야 할 일

061 건망증 VS 치매

고령기를 보내기 위한 삶의 토대를 만드는 것, 이것이 60대 전후에 해야 할 인생 최대의 과제다. 이 시기에 정신이 어떤 상황에 놓여 있는지는 차치하더라도, 적어도 몸은 '노화'라는 과정에 들어서는 입구에 있다. 이러한 몸의 노화에 의한 쇠퇴를 상징하는 것이 '노망'이나 '망령'이라는 말이다.

치매는 고령자 특유의 병이라고 여겨져 왔는데, 사실 노망이나 치매는 그리 멀지 않은 연장선상에 놓인 질병의 일종, 그 상태를 나타내는 말이다. 어떤 병에 걸려 발열하는, 그 열이 있는 상태와 마찬가지이다. 이것은 어떤 식으로 생기는 것일까?

몸의 장기나 피부 등의 세포는 오래되면 죽고 새로운 세포로 교체된다. 하지만 뇌세포는 태어나서 한 번도 세포분열을 하지 않으며, 다시 재생되는 경우도 없어 동일 세포가 그대로 일생 동안 일한다.

뇌세포가 재생 기능을 가지고 있지 않은 것은 지능의 계속성, 습득한 기능이나 획득한 기억을 유지하는 것과 관련이 있다고 한다. 뇌의 신경세포가 죽으면 대신해 줄 것이 없어, 뇌가 관여했던 정신 활동도 소멸해 버린다는 것을 의미한다. 최근 연구에서 뇌세포의 일부는 재생 기능을 갖추고 있다는 사실도 알려졌는데, 이것도 일부분이라고 한다.

뇌세포는 일정 연령에 달하면, 일반적으로는 40세 정도라고 하는데, 하루에 수만 개 단위로 사멸해 간다고 한다.

뇌세포 자체는 전부 수십억 개가 있다. 수백억 개가 있는 사람도 있다. 그중의 수만 개이니까 별 것 아닌 듯한 생각도 들지만, 이것이 매일 반복되고 1년, 2년, 10년, 20년이 지나면 역시 정신에 영향이 나타난다. 이것이 바로 노화에 의한 노망으로, 기억력이 쇠했다거나 요즘 깜박하는 경우가 많다거나 아무리 생각해도 생각나지 않는다고 하는, 이른바 건망증이다.

잘 잊어버리는 것은 병이 아니다. 이것을 '건망'이라고 하는데, 노화에 의한 건망은 어떤 의미에서 인간이 미래를 향해 적극적으로 살아가려고 할 때, 예를 들면 자신에게 좋지 않은 일은 깨끗이 잊어버릴 수 있는 편리함도 있다. 과거의 체험이나 기억에 질질 끌려다니지 않기 위해서라도, 건망증이 꼭 나쁜 것만은 아니라고 생각한다. 또, 일종의 생리 현상이기 때문에 이런 구조를 가지고 있다는 사실을 한편으로는 체념하고, 한편으로는 인정해야 한다.

    치매는 병이므로 치료나 예방이 필요한데, 노화에 의한 노망은 치매와는 다른 자연스러운 일인 것이다.

062 치매는 왜 일어나는가

 자연스런 노화에 의한 망령이나 노망은 질병인 치매와 구별하여 생각해야 하는데, 지금부터 소개하는 치매 예방법은 동시에 노화에 의한 노망도 막을 수 있다.
 인간은 자기라는 존재를 주변 환경이나 눈앞의 상황에 적응시켜 수단을 강구하고, 새로운 세계를 개척하기 위해 노력하며 의욕적으로 살아가는 존재이다.
 인생의 어느 날, 즉 전환점 전까지는 조정이 필요한 상황이 항상 자신의 외부에 존재한다. 옛부터 남자에게는 외부에 일곱 명의 적이 있다고 일컬어져 왔는데, 이 말대로 극복해야 하는 장애나 곤란은 언제나 외부 세계에서 찾아들게 되어 있다. 그러나 인생의 전환점을 돌아서는 인생의 후반전에서는, 외부의 적 대신에 자신 안의 어딘가에 적이 숨어 있는 상황 속에서 살아가야 한다. 즉, 자신의 최대 적은 바로 자기 자신이란 말이다. 이것을 극단적으로 말하면 '노화'이다.

노화 자체는 인간의 생리적인 자연 현상이며, 인간 몸의 노화는 세포 자체의 노화이다. 다만 이 노화에는 브레이크와 액셀이 달려 있어서, 여러 가지 의식적인 노력에 의해 노화를 방지하거나 역으로 회춘할 수도 있다. 반대로 노화에 박차를 가하는 여러 가지 요소도 있다. 이것은 기본적으로 여러 생활 습관 가운데 잠재하고 있다.

이 노화와 생활 습관에서 특정의 도를 지나친 행위나 무리한 행동과 관련하여 생기는 것이 노인병이다. 이 노인병 가운데 고지혈증이나 고혈압 따위가 최종적으로 일으키는 병이 치매인 것이다. 치매는 어떤 원인에 의해 뇌가 기능하지 않게 되는 질병이다.

치매는 이미 대부분의 사람들이 어떤 증상의 병인지 알고 있을 테니 그 부분은 자세히 설명하지 않겠지만, 증상이 심해지면 자신이 어디에 사는 누구인지라는 의식도 없어진다.

치매의 원인은 크게 두 가지로 나누어 볼 수 있다. 하나는 뇌의 혈관이 어떤 원인으로 막혀 버려서 정상적인 사고를 할 수 없게 되는 뇌혈관장애인데, 이것은 뇌경색을 비롯한 뇌졸증이 원인이다. 뇌 주변에 혈류가 정체되기 시작했는데 무리하게 혈압을 높여 피의 순환을 좋게 하려고 하다가 오히려 뇌의 모세혈관이 파열되고, 이것이 내출혈로 이어져 뇌 조직도 파괴된다. 그래서 장애가 일어나는 것이다.

또 하나는 알츠하이머이다. 알츠하이머는 오랜 세월 원인을 알 수 없는 병이었는데, 이 병의 전모도 머지않아 해명될 것이다.

063 알츠하이머의 열쇠

　알츠하이머도 병례를 보면 뇌혈관장애와 마찬가지로, 중년기에 고혈압·고지혈증이었던 사람이 고령기에 들어서서 발병하는 경우가 많다. 이런 사람들의 식생활을 조사해 보면, 대부분은 젊었을 때부터 야채나 생선을 별로 많이 먹지 않고 술을 즐겨 마시는 생활을 해왔음을 알 수 있다. 혈압도 대체적으로 높은 사람이 많은 것 같다.
　지금까지 치매는 병의 실체적인 부분은 거의 알지 못한 채, 연구자들이 긴 세월에 걸쳐 병의 진행 상황을 추적 조사하여 왔다. 마침내 실질적인 부분이 판명됨에 따라 알게 된 사실은, 치매가 노화 + 알츠하이머라는 형태로 진행되는 것이 아니라, 그 사람의 생활 스타일이나 환경이 커다란 인자로써 작용하고 있다는 점이다. 즉 치매는 〈노화 + 알츠하이머 + 환경〉이라는 세 가지 요소가 밀접하게 관련되어 병이 진행된다는 사실을 알게 된 것이다.

도쿄도의 노인종합연구소에서 〈일본인과 치매〉 문제에만 몰두하여 연구해 온 야토미 나오미矢富直美 선생은 이렇게 말한다.

"일반적으로 생활습관병이라 일컬어지는 병이 있는데, 치매도 생활 습관과 밀접한 관계가 있다는 사실이 밝혀지고 있습니다. 지금까지 치매라고 하면 더 이상 어쩔 수 없다는 이미지여서, 이미 병에 걸리면 손을 쓸 수 없다고 여겨져 왔습니다. 모두가 유전이 노화 현상을 결정하는 듯 이야기했지만, 인간의 마음가짐이나 행동이 어느 정도는 바꿀 수 있다는 사실도 알게 되었습니다. 지금은 알츠하이머에 유전적인 영향력이 3할 정도이고, 환경인자의 영향이 7할 정도라고 일컬어지고 있습니다."

환경 중에서도 무엇이 최대 인자인지를 조사한 데이터가 있다. 몇 천 명이라는 고령자를 대상으로 5년이라는 기간을 설정하여, 5년 전에는 이러한 생활 패턴이었던 사람들이 5년 후에 보이는 발병률은 이 정도라는 식으로 조사한 것이다. 여기서 부상된 제1의 포인트, 생활 패턴 중 가장 커다란 요소의 하나가 '어느 정도의 빈도로 사람과 만나는가' 하는 것이었다.

064 치매 예방 스터디

집에 틀어박혀 1주일에 한 사람 미만의 사람밖에 만나지 않는 사람과, 누군가와 함께 지내면서 밖에서도 아이들과 만나고 친구나 친척과도 왕래하는 사람의 조건을 비교할 때, 치매의 연간 발생률은 8배나 차이를 보인다.

이 점에서 볼 때, 앞에서 언급한 생활인자 이외에 어떤 것이 발생률의 차이를 가져오는지 조사해 보아야 한다는 문제와, 치매는 어느 정도 기술적인 발상으로 예방할 수 있다는 두 가지 사실을 알게 되었다.

지금부터 노후로 접어드는 사람을 이 책의 콘셉트로 설정하고 있기 때문에, 이미 치매가 시작된 사람들에 대해서는 여기서 논하지 않겠다. 그런 책은 따로 준비되어 있을 것이다. 여기에서는 어디까지나 예방책에 대해 논하겠다.

치매 예방에 대한 케이스 스터디는 두 가지로 나누어 이야기되어야 한다. 하나는 뇌혈관장애 치매에 대한 대처이고, 또 하나는 알츠하이머 치매에 대한 대응이다.

이미 말한 대로, 뇌혈관장애는 콜레스테롤 등이 혈류를 방해하여 생긴다. 이 증상의 전조로 고혈압을 들 수 있으며, 따라서 예방의학적으로는 혈압이 높아지지 않는 식사, 즉 콜레스테롤이 발생하지 않는 적당한 식사와 지나친 음주나 불규칙적인 생활을 하지 않으며, 피로가 쌓이지 않도록 질 좋은 수면을 취하는 등의 스타일이 바람직하다. 결국은 어느 정도 정신적으로 편안한 상태와 무언가에 열중하여 달성감을 얻을 수 있는 일에 몰두하는 탄력 있는 정신생활을 하는 것이 중요하다고 생각한다.

이 충실한 정신생활이 보다 절실히 요구되는 것이 알츠하이머의 예방과 관련 있는 생활 습관으로, 되도록이면 많은 사람과 만나는 사람이 1주일에 한 사람밖에 안 만나는 사람보다 발병률이 극히 낮다는 점은 이미 언급했다.

이와 마찬가지 레벨에서 밝혀진 사실은, 지적인 행동 습관을 가진 사람, 즉 일상적으로 문장을 읽거나 쓰거나 게임을 하는 생활 습관을 가진 사람이 이런 습관이 없는 사람에 비하면 알츠하이머

발병도 상당히 낮은 비율이라는 것이다.

지적인 행동 습관을 가진다는 것은, 단적으로 말하면, 매일 어떤 형태로든 뇌신경을 계속 사용한다는 것이다. 그것도 가능한 한 새롭고 자극적인 일을 계속한다. 이것이 바로 비결이다.

매일 일상의 변화를 위해 머리를 사용하는 것이 치매를 예방하기 위한 가장 유효한 수단이라는 말이다.

065 치매의 예방 격퇴법

　치매 예방법과 격퇴법은 여러 연구팀의 끈기 있는 연구 조사로 서서히 하나씩 밝혀지고 있다. 도쿄도 노인종합연구소의 야토미 선생은 이렇게 말한다.
　"작년에 '어떠한 지적 행동 습관을 가진 사람이 얼마나 알츠하이머에 걸리는가' 하는 사례를 조사한 연구가 발표되었습니다. 이 조사는 문장을 읽는다거나, 게임을 한다거나, 텔레비전을 본다거나, 박물관에 간다거나 하는, 간단한 7항목에 대한 행동 빈도를 1점에서 5점으로 점수 매겼습니다. 예를 들면, 거의 매일 가는 사람을 5점으로 하는 식의 기준을 정해서 35점 만점으로 조사한 것입니다. 이 조사에서 알게 된 것은, 1점 차이가 날 때마다 30% 정도 치매에 걸릴 위험성이 있다는 점입니다."

이와 병행하여 알츠하이머가 어떤 메카니즘 가운데 발병하는가 하는 오랜 수수께끼도 차츰 밝혀지고 있다.

치매의 2대 요인으로 알려진 뇌혈관장애와 알츠하이머 중에, 뇌혈관장애는 고혈압과 고지혈증으로 인해 생기는 뇌졸증이나 뇌경색이 직접적인 원인으로 작용하여 야기된다는 점은 이미 여러 번 언급했다. 알츠하이머도 완전하게 발병 원인이나 병의 전모가 해명된 것은 아니지만, 병에 걸리게 되는 메카니즘이 대강 다음과 같다는 점을 알게 되었다.

알츠하이머에는 두 가지 징후가 있다. 하나는 뇌의 신경 주변에서 아밀로이드반斑이라 불리는 물질이 형성되어 이것이 염증을 일으키기 시작하는 것이다. 뇌의 세포막을 오가는 영양분이나 산소를 공급하는 물질이 효소에 의해 분해되어 아밀로이드 단편이 생긴다. 이것이 시간의 흐름과 함께 축척되어 뇌 속에 응집되고, 차츰 뇌의 활동을 저해하기 시작하는 것이다.

다른 한 가지 징후는, 세포에는 미소관이라 불리는 미상돌기처럼 생긴 부분을 지탱하는 타우단백이라는 곳이 있는데, 이 부분이 효소의 작용으로 세포에서 떨어져 나와 뇌 안에서 응고하는 것이다.

이렇듯 아밀로이드 등이 일정한 크기가 되면 직접적으로 알츠하이머의 원인이 된다. 아밀로이드반은 정상적인 사람이라도 상당수 가지고 있다고 한다. 다만 이것이 커져서 응고되면서 염증을 일으키는 것이 문제인 셈이다.

아밀로이드반이 왜 응고되는가 하는 부분까지는 아직 완전히 해명되지 않았다.

가장 좋은 것은 이 현상이 일어나지 않도록 하는 것인데, 이 점에 대해서는 아직 어떻게 하면 절대로 안심할 수 있다는 선까지는 연구가 이루어지지 않았지만, 문제는 곧 해결될 수 있을 것이라고 한다.

066 알츠하이머

오랫동안 알츠하이머는 한번 걸리면 손을 쓸 수가 없는 불치의 병이라 여겨져 왔다. 그러나 이 병에 관한 주변 사정은 상당히 많이 달라지고 있다.

알츠하이머의 발병 가능성이 있는 사람들을 대상으로 한 장기적인 추적 조사 등으로, 이렇게 하면 병에 걸리기 쉽다거나 이렇게 하면 어느 정도는 병을 예방할 수 있다는 점이 밝혀지기 시작했다.

이 점도 커다란 변화인데, 발병 메카니즘이 밝혀짐에 따라 뇌 주변에서 생기는 아밀로이드반을 이물질로 인식하여 이것을 퇴치하는 면역 기능을 이용한 백신 등도 개발되기 시작했다.

이 백신 요법은 상당히 유망시되고 있어, 미국에서는 인간을 대상으로 한 실험이 계속 이루어지고 있다고 한다.

도쿄도 노인종합연구소의 야토미 선생은 이렇게 말한다.

"만약 아밀로이드반이 생긴 다음에 면역 기구 안의 포식세포가 이를 잡아먹는 것이 가능해진다면, 그때까지 진행되고 죽어 버린 뇌세포는 어쩔 수 없다고 하더라도, 만일 이것이 예방하기 위해 쓰일 수 있다면 면역기구라는 것은 평생 계속되는 것이므로 아밀로이드반은 형성되지 않게 됩니다. 이렇게 되면 알츠하이머는 극복할 수 있을지도 모릅니다."

이 치매 면역 백신이 미국에서 곧 개발될 것이라는 사실은 거의 알려져 있지 않지만, 치매 전문가들은 조만간 극복될 것이라 생각하고 있다고 한다.

다만 약사법이 작용해서, 미국에서는 약으로써 인가를 받아도 그대로 일본 약국에서 시판될 수 있는 것은 아니다. 언제나 일본은 그렇다.

지금 알츠하이머를 위해 일반적으로 사용되고 있는 것은 '아리셉트'라는 약인데, 이것이 미국에서 사용이 허가된 것은 1993년의 일이었다. 그러나 일본에서는 이 약이 알츠하이머에 확실하게 효과가 있다는 것을 알고 있으면서도, 후생노동성이 7년 정도에 걸쳐 하나에서 열까지 치료 실험을 다시 한 다음 시판을 허가했다고 한다. 한 가지를 보면 열 가지를 알 수 있다.

  이 이야기를 따지고 들면 일본의 관료제도와 의료나 약사의 권리가 문제시된다. 너무 깊게 생각하면 쓸데없이 흥분하게 되어 또 혈압이 오를지 모르니 이 정도로 해두고 끝내자.

067 치매에 걸리기 쉬운 식사

여기서 여러 조사 결과 치매 예방책으로 알려진 유효한 방법을 정리해 보자.

① 되도록이면 많은 사람들과 만나면서 지낸다
② 독서 등 지적인 행동 습관을 갖는다

그 위에 치매에 면역적인 분야에서 유효한 예방 대책으로서 알게 된 것은, 몸을 어느 정도 움직이고 있는가, 즉 운동 특히 유산소 운동을 하는가 하는 점이다.

캐나다에서 발표된 연구인데, 5년간 4천7백 명을 대상으로 추적 조사한 성과에 의하면, 운동을 많이 한 사람은 별로 하지 않은 사람에 비해 알츠하이머에 걸릴 위험성이 약 절반이며, 치매에 걸릴 위험성은 약 60% 정도였다고 한다.

또 밝혀진 사실 가운데 하나가 영양 섭취에 관한 문제였다. 이 부분도 대규모의 조사 결과 알게 된 점인데, 생선을 자주 먹는 사람, 야채나 과일을 자주 먹는 사람이 치매에 걸릴 확률이 적다는 사실이었다. 이런 식품 성분을 섭취하면 뇌 안의 영양 상태가 개선된다.

유산소 운동과 영양 섭취라는 요소는 모두 뇌의 신진대사라는 문제로 파악할 수 있다. 운동이나 미네랄 섭취로 피의 흐름이 좋아지면 뇌의 기능이 더욱 활발해진다. 뇌가 활성화됨으로써 동시에 치매를 방지할 수 있는 것이다.

치매와 깊은 관계가 있는 뇌의 부위는 전두엽과 해마라고 한다. 해마는 뇌 중에서 '오랫동안 기억하는 것'과 관계가 있다는 부위이다. 운동은 이 부위의 혈류를 촉진시킨다. 머리의 피 흐름이 좋으면 좋을수록 뇌의 움직임도 정체되지 않을 수 있다는 것이다.

영양 섭취로 말하자면, 예를 들어 생선 중에 포함되어 있는 EPA(에이코사펜타에노산)나 DHA(도코사헥사에노산)라는 식품 성분은 피를 맑게 하는 효과와 점도를 낮추는 효과가 있다. 또한 야채 중에 포함되어 있는 비타민 E나 C는 항산 작용이 있어 활성산소가 일으키는 해를 완화시키는 효과를 가지고 있다.

활성산소는, 예를 들면 분리 배출해야 하는 쓰레기가 태우는 쓰레기 가운데 섞여 있는 것과 같은 것으로, 쓰레기 처리장에서 연소시킨 후에 가스로 남게 되어 처리하는데 애를 먹는 나쁜 녀석이다. 이것이 처리할 수 없는 노폐물로 남게 된다. 피부에 비유를 하면 주름이나 주근깨 같은 것이다. 이런 노폐물이 몸의 움직임을 퇴화시킨다.

068 조식粗食이 장수의 비결?

현대인은 불필요한 칼로리를 지나치게 섭취하여 이것이 몸에 병을 생기게 하는 온상을 만든다는 점은 이미 언급했다. 칼로리를 지나치게 섭취한다고 하지만, 그렇다고 칼로리를 섭취하지 않는 것 역시 어려운 문제이다.

한때 조식粗食이라는 말이 유행했는데, 인간은 각자의 생활이나 스타일, 하루의 행동 내용에 따라 필요한 칼로리가 달라지기 때문에, 어떤 사람이 1300kcal가 딱 알맞다고 자신도 1300kcal가 적당한 것은 아니다.

조식이라는 말이 건강에 좋고 장수에 좋다는 이미지만 강조되면 굉장히 위험하다. 조식에는 칼로리 섭취를 제한한다는 점 이외에 먹는 양뿐만 아니라 질도 떨어뜨리는, 다시 말해 식품의 가짓수를 줄이는 의미도 포함되어 있다. 이렇게 되면 필요한 식품 성분을 섭취할 수 없게 될 가능성이 있다.

'포식의 시대'라고 일컬어져 비만이나 당뇨병 등이 일상적인 현실이 된 것은 정말 최근의 일로, 20세기 후반부터 제2차 세계대전이 끝난 후 어느 시점까지는 많은 사람들이 기아에 허덕였다.

그 시대에는 밥을 먹어도 쌀밥과 절인 야채, 된장국이 고작이어서, 이런 식사를 계속함으로써 염분을 과다 섭취한 노인들은 모두 고혈압으로 고생하게 되었다.

또 영양이 충분히 공급되지 않으면 동맥경화가 일어나기 쉽다. 아직까지도 음식이 넉넉하지 않은 지방의 시골 고령자들은 옛날과 다름없는 식사를 하고 있기 때문에, 단백질이나 지방의 섭취 부족이 원인이 되어 동맥경화에 시달리고 있는 것이 현실이다.

쥐의 실험에서는 섭취 칼로리를 줄여서 조식을 한 쥐가 노화의 속도가 느리고 장수한다고 한다. 하지만 이것은 쥐의 동물실험 결과에 불과하여, 인간이 조식을 하면 깡마른 몸이 되어 작은 것을 계기로 금방 사망할 것이라고 한다. 조식이라고 하면 대개 소금기를 중심으로 밥만을 먹는 패턴이 많은데, 염분만 섭취하면 장수는커녕 건강을 유지하기도 힘들다.

조식은 치매에도 커다란 적으로, 뇌의 혈류나 신경세포 자체의 움직임도 악화시킨다. 문제는 칼로리가 아니다. 전분이나 지방과 함께 섭취하는 미량 영양소나 유기 식품 성분이다.

몸 안에 지나치게 섭취한 염분을 조절하기 위해 필요한 것은 칼륨이다. 칼륨도 미량 영양소의 하나로, 해초나 대두 등에 함유되어 있다.

069 치매 예방을 위해

도시 사람들은 여러 음식을 양으로든 질로든 너무 많이 섭취하므로, 이것이 장수를 방해하는 최대 원인이 된다는 사실은 틀림없다. 인간은 쥐와는 다르다. 타인과의 관계 속에서 폭넓은 사회생활을 하므로 이를 위해서는 어느 정도 에너지를 사용해야 한다. 우리는 어느 정도 에너지 소비가 요구되는 생활을 하고 있다.

'비만은 만병의 근원'이라는 말은 틀림없는 사실이다. 그러나 '조식이 장수'는 이른바 속설로, 만일 무슨 일이라도 생기면 즉각 도산해 버릴 듯한 경영 상태의 기업과 같은 것이라고 생각한다.

실제로는 비만해도 장수할 수 없지만, 지나치게 말라도 장수할 수 없다. 인간의 경우, 조금 통통한 편이 장수하며 건강하다고 알려져 있다.

이 점에 관해서는 두 가지 이유를 생각할 수 있다. 하나는 영양적으로도 칼로리 보급 면에서도 여유가 있는 편이 좋다는 것이다. 그러나 여분의 칼로리는 저금이 아니므로, 일정 양을 넘으면 마이너스 인자로 변하는 셈이다.

또 한 가지는 자율신경의 문제이다. 림프액이 넉넉하게 부교감신경을 지배하는 여유 있는 인간형은, 크레즈머의 체형학을 이야기하는 것은 아니지만, 점점 태극권의 명인과 같은 동양 성인의 분위기와 체격을 가진 인간이 된다. 아마 이 두 가지 이유에서 조금 통통한 정도가 가장 좋다는 이야기를 하는 것이라고 생각한다.

통통하다고 해도 운동 부족으로 부어서 살쪄 보이는 상태는 좋지 않다. 그래서 운동을 해야 한다. 야토미 선생은 말한다.

"생활 능력이라고 하나요? 얼마나 빠른 걸음으로 걸을 수 있는가, 혹은 30분 이상 걸을 수 있는가 하는 것이 문제입니다. 가장 중요한 것은 하체의 운동 능력, 다시 말해 걷는 능력입니다. 조사에서 알게 된 사실은, 하체의 운동 능력이 떨어지면 지적인 생산 능력도 떨어지고 만다는 것입니다. 빠른 걸음으로 걷는 것도, 30분 이상 걷는 것도, 간단히 말하면 몸이 유산소 운동을 할 수 있는 능력을 가지고 있는가 여부를 말하는 것입니다."

몸은 유산소 운동으로 인해 생기는 대량의 에너지 소비와 모세혈관의 말단까지 미치는 강한 피의 흐름으로 신진대사의 선풍을 불러일으키며 각 부위를 재생시킨다. 만약 그 부위가 망가져 있다면 다시 만들 수도 있다.

이렇게 산소를 몸에 공급하는 운동과 영양 섭취의 메카니즘은, 경영학의 생산과 소비까지는 아니더라도, 생명체로서의 인간 = 모든 사항과 요소가 통합된 실존적인 존재로서의 인간, 그가 행하는 구체적인 생명 활동 가운데서도 가장 뛰어난 기능의 하나일 것이다.

070 스스로 도전한다

지금까지 나열해 온 치매의 예방 대책 전부와 관련된 일인데, 북미에서 명명된 치매 예방 연구의 슬로건이라고 할까, 연구 타이틀이라는 것이 있다. Use it or Loose it Approach가 그것이다. 이를 직역하면 '사용하세요, 그렇지 않으면 상실합니다' 라는 의미를 가진 연구 활동인데, 어떤 사람이 이것을 번역할 때, "사용하세요, 그렇지 않으면 녹이 습니다"라고 했다. 정말 이 번역은 딱 맞는 표현으로, 몸을 도구의 이미지에 비유해 단적으로 표현하고 있다.

Use it or Loose it Approach는 '뇌(뇌뿐만 아니라 몸 전체, 소화기관이나 근육 등도 마찬가지이지만)가 갖는 기능은 뇌를 사용함으로써 유지된다' 는 점을 이런 식으로 표현한 것이다.

예를 들면 사람과 만나는 행위도 뇌 속의 여러 기능과 능력을 총동원하여 상대방을 이해하고 상대방에게 자신을 이해시키는, 커뮤니케이션을 성사시키는 고도의 정신적인 집중력을 요하는 작업이다. 이런 식으로 생각하면, 책을 읽는 것도 게임을 즐기거나 그림을 그리거나 시조를 읊는 것도 뇌 전체를 가동시키는 사고 작용인 것이다.

Use it or Loose it Approach에서 알게 된 점은, 일상생활에서 생활 습관적인 작업을 반복해도 뇌의 활성화에는 별로 도움이 되지 않는다는 것이다. 새로운 일에 도전하여 지금까지 해본 적이 없는 일을 하려고 하는 것이 뇌가 녹스는 것을 막고, 원만한 사고가 가능할 정도로 감성이나 미의식을 풍부하게 해준다.

예를 들면 요리를 하는 것도 지금까지 여러 번 만들어 본 요리만을 만들고 있으면 의미가 없고, 노래방에서도 자신의 애창곡만을 부르는 것이나 여행을 갈 때도 남의 뒤꽁무니만 졸졸 따라다니는 것도 효과가 없다. 새로운 미지의 세계에 언제나 도전하는 생활 방식이 중요하다.

치매는 통계적으로 볼 때 1천 명 중에 300명, 즉 고령자의 30%가 걸릴 가능성이 있다고 한다. 그 30%에 속하고 싶지 않은 마음은 말할 필요도 없지만, 노력 여하에 따라 이 30%라는 숫자 자체를 줄이는 것도 가능한 일일 것이다.

　치매의 징후가 되는 여러 가지 증상을 놓치지 않는 것도 중요한 일인데, 그보다 더 급선무는 치매에 걸리지 않도록 생활 스타일을 바꾸는 일이다. 이 문제도 여러 가지를 조사하는 가운데, 아직 미비하지만 빛이 보이기 시작했다고 한다.

제8장

뇌 기능을 퇴화시키지 않기 위해

>> 스스로 할 수 있는 일을 찾는다
이것이 치매를 격퇴한다

071 뇌의 대체 기능

어째서 사용하지 않으면 녹슬어 버리는 현상이 생기는 것일까. 반대로 왜 계속 사용하면 뇌의 기능이 지속되는 것일까.

보통 뇌 중에서 정신 활동에 사용되는 것은 그 용량의 1% 혹은 10%라고 한다. 유감스럽게도 뇌의 정확한 용량은 모르지만, 방대한 미사용 영역이 존재하는 것만은 사실이다. 또한 뇌는 어떤 부분이 사멸했을 때 그 옆 부분이 같은 작용을 하기 시작하는 대리 기능을 가지고 있다고 한다. 레벨을 유지하면서 계속 사용한다면, 그 대리 부분은 우리가 퇴화를 느끼지 못할 정도로 충분히 능력을 발휘한다.

알츠하이머에 의해 뇌의 어떤 신경 부분이 죽어서 신경 네트워크가 기능할 수 없게 되면, 뇌는 나름대로 대응 수단을 강구한다. 부분적으로 죽어 버린 세포 주변에 아직 살아남아 있는 건강한 세포가 죽은 세포를 대신하여 같은 기능을 수행하려고 작용하기 시작한다. 그리하여 뇌는 정상적으로 작용을 유지하는 것이다.

예를 들면 실어증인 사람이 언어 훈련을 하면 말을 할 수 있게 되는 것과 마찬가지인데, 이것이 대상성代償性이라 불리는 기능이다. 실어증과 비슷한 현상이 치매에서도 일어나는데, 머리를 계속 사용함으로써 못쓰게 된 부분과 인접한 부분이 동일 작용을 하기 위해 움직이기 시작한다.

뇌의 대상성에 대한 사례를 소개해 보자.

미국 켄터키 대학에서 발표된 사례인데, 수도원의 수녀들을 조사 대상으로 뇌를 조사한 연구가 있었다.

경이적인 사례의 하나는 101세에 사망한 메리 수녀로, 테스트를 받은 뇌의 능력 조사 결과만 보면 굉장히 훌륭한 성적이었다.

사후에 뇌를 조사해도 좋다는 약속을 하고 메리 수녀는 죽었는데, 죽은 다음에 뇌를 절개한 연구자는 깜짝 놀랐다고 한다. 그녀의 뇌는 알츠하이머와 같은 증상이 보였으며, 그 범위도 상당히 넓어서 치매 상태에 이르렀다고 해도 당연할 만한 것이었기 때문이다.

메리 수녀는 1890년 태생으로 1990년에 죽었는데, 19세부터

84세까지 필라델피아에서 수학 교사로써 계속 근무했으며, 퇴직한 후에는 모자 복지활동에 힘썼다고 한다.

  이로써 알게 된 것은, 알츠하이머에 의해 뇌에 장애가 생겨도 정신 활동을 계속하면 뇌는 그 장애를 극복할 수 있는 잠재적인 힘을 지니고 있다는 점이다. 이를 증명한 것이 메리 수녀였다. 그녀의 사례에서도 알 수 있듯이, 뇌의 대체 기능은 우리들이 막연히 생각하는 것보다도 훨씬 높은 가능성을 가지고 있는 것이다.

072 기억력의 쇠퇴부터

대뇌 안에서는 기억을 담당하는 '해마'라는 부분이 있다. 뇌는 영아기에 신경 수가 정해져서 재생되지 않는다는 것이 정설로 되어 있는데, 이 해마 부분만은 신경이 새로 생겨 기억 기능을 담당한다는 점도 밝혀졌다.

동물에게 그런 일이 일어난다는 점은 이미 알려져 있었는데, 2년 정도 전에 같은 현상이 인간에게도 일어난다는 사실이 입증되었다.

또 전두엽 안에는 '워킹 메모리'라 불리는 부분이 있다. 워킹 메모리는 뇌 안의 사고 작용인 계산 능력에서 다른 모든 것에 이르기까지 모든 사고력을 담당한다.

컴퓨터에 비유하면 윈도우나 OS·X와 같이 정보 처리를 하는 장소이다. 서재의 책상 위와 같다고 할 수 있을 것이다. 그리고 기억은 뇌 안에서 책장의 책과 같은 모양으로 정리되어 있다. 그래서 어떤 일에 직면했을 때 이와 관련된 책(기억)을 꺼내서 활성화시키는 것이다.

치매로 가장 능력이 저하되는 부분은 워킹 메모리인데, 이 부분의 능력을 퇴화시키지 않도록 만드는 것이 가장 중요한 일이다. 이를 위해서는 접해 본 적이 없는 일에 관한 정보 처리를 여러 번 반복한다. 이렇게 하여 뇌가 갖는 대상성이 모두 재생되는 것이다.

치매의 초기 증상은 환자 자신이 인식하는 경우는 거의 없어 상당히 분간하기 어렵다고 한다.

처음에는 판단력이나 계산력, 인식 능력 등에 전혀 문제를 보이지 않는다. 옛 기억도 간신히 유지하고 있다. 이런 가운데 가장 먼저 이상을 나타내는 것이 최근의 일을 기억하는 사고력이라고 한다. 사람 이름, 방금 만난 사람과 나눈 대화 내용이나 행동 같은 것을 기억하는 능력을 '기명력記銘力'이라고 하는데, 이 기명력이 이상해지는 것이다.

기명력을 조사하는 테스트가 있다.

우선, "세 가지 물건 이름을 말하겠습니다. 따라해 보세요. 벚꽃, 고양이, 전철"이라고 말을 건다. 이것은 간단해서 누구나 따라 할 수 있다. 이때 "나중에 '벚꽃, 고양이, 전철'을 말해야 하니까 잘 기억하세요"라고 한다.

그 다음에 "100에서 11을 빼면 얼마입니까?"라고 묻는다. 또 "2, 6, 4라는 숫자를 거꾸로 말해 보세요"라 하여 '벚꽃, 고양이, 전철'을 기억하려고 하는 상황을 잊어버리게 만든다. 그런 다음에도 여러 가지 질문을 한 후에 "아까 말한 세 가지 물건은 무엇이었지요?"라고 물어본다.

이렇게 했을 때 그것을 생각해 낼 수 없다면, 기억력의 쇠퇴에서 치매는 시작된 것이다.

073 치매의 초기 증상

치매는 초기에 이렇다 할 만한 증상이 인정되지 않는 병이다. 여러 가지 징후는 나타나지만, 그것이 자연스러운 노화에 의한 기억력 쇠퇴와 구별하기 어렵다는 점도 치매의 조기 발견을 어렵게 만드는 원인의 하나이다. 예를 들면 잘 잊어버리는 편이라서 사람 이름이 좀처럼 생각나지 않거나, 건망증이 심한 상태이거나, 좀처럼 어떤 일이 기억나지 않아 사람 이름을 그만 잘못 부르는 정도라면 치매라고 할 수 없고, 단순히 연령에 의한 기억력 감퇴라고 해야 할 것이다. 이것은 괴로운 정도의 상태는 아니다.

가족들이 확실히 이상하다고 느끼는 초기적인 치매 징후는, 도쿄도 노인문제연구소의 조사에 의하면 다음과 같다.

① 같은 내용을 몇 번이고 말하거나 묻는다 — 45.7%

② 물건 이름을 금방 말할 수 없다 — 34.3%

③ 물건 둔 장소를 자주 잊어버린다 — 28.8%

④ 시간이나 장소 감각이 불확실해진다 — 22.9%

⑤ 병원에서 받은 약을 관리할 수 없다 — 14.3%

⑥ 전에는 있었던 관심이나 흥미를 잃는다 — 14.3%

⑦ 수도나 가스 잠그는 일을 잊는 경우가 많아진다 — 8.6%

⑧ 지갑을 도둑 맞았다고 한다 — 8.6%

⑨ 복잡한 드라마 내용을 이해할 수 없다 — 8.6%

⑩ 잘못 계산하는 횟수가 늘어난다 — 8.6%

⑪ 작은 일로 화를 잘 내게 되었다 — 8.6%

주요 항목을 나열해 보았는데, 모두 기억력 감퇴와 치매의 경계 선상에서 일어나는 일이다. 자기 스스로도 이런 점들에 세심한 주의를 기울여 보도록 하자.

치매를 예방하기 위해서는 뇌를 단련해야 한다. 뇌는 사용하지 않으면 녹슬며, 계속 사용하면 반짝반짝 빛나는 법이다.

그렇다면 구체적으로 뇌는 어떻게 하면 단련할 수 있을까.

물론 이 점에 대해서는 이미 언급한 대로 책을 읽거나 게임을 하는 것인데, 같은 일은 하더라도 뇌를 단련시키는 지적 행동과 뇌가 단련되지 않는 지적 행동이 있다.

074 뇌를 단련한다

사람과 자주 만나는 습관을 가진 사람은 1주일에 한 사람밖에 만나지 않는 사람에 비해 치매의 연간 발병률이 8분의 1에 지나지 않는다는 점을 밝힌 조사는, 캐나다에서 실시된 Use it or Loose it Approach였다. 이 조사는 74개 항목에 대해 5천 명 가까운 사람들을 대상으로 3년에 걸쳐 행해졌다.

어떤 행동 패턴으로 생활하면 뇌가 어떤 식으로 퇴화하는가 하는 점도 이 조사에 의해 어느 정도 밝혀졌다. 그중에서도 중요한 성과는, 전두엽의 워킹 메모리의 활성화가 중요하다는 점과 이 워킹 메모리를 퇴화시키지 않기 위해서는 어떻게 하는 것이 좋은지도 웬만큼 알게 되었다는 점이다.

우선 말할 수 있는 것이 '주의분할력注意分割力'이다.

도쿄도 노인문제연구소의 야토미 선생은 이렇게 조언한다.

"뇌를 단련한다는 것은 요컨대 사고력을 향상시키는 것입니다. '정신을 차리면 이 정도는 기억할 수 있다' 하는, 그런 일이 있잖아요. 이것은 집중력이나 주의력이 자연스럽게 작용하는 것입니다. 그러므로 전두엽을 사용하여 집중력을 단련하기 위해서는, 말하자면 평범하지만 재미있고, 보람 있으며, 무언가에 몰두할 수 있는 일을 찾아서 해보는 것이 필요해요."

인간은 어떤 일을 성취하기 위해 여러 종류의 다른 능력을 사용한다. 주의력, 집중력, 기억력 등이다. 이들 능력은 각기 관련되어 있어서, 주의력이 떨어지면 기억도 할 수 없으며, 집중력이 없으면 주의력도 생기지 않는다. 원래 주의가 산만해지는 것이 치매의 초기 징후가 갖는 본질이다. 이것을 예방하기 위한 수단이 '뇌를 단련하는 것'이다.

"중요한 점은, 주의가 산만해지면 주의를 집중시킬 만한 일을 해야 한다는 것입니다. 그리고 한 가지 더, 이것의 이면과 같은 이야기인데, 아주 초기의 치매 환자가 못하는 일 중의 하나가 계획을 세우는 것입니다. 계획력이 없어진다는 말입니다. '오늘은 이런 예정으로 행동해야지'와 같은 것을 생각 못하게 된다는 것이죠. 이 능력을 키우기 위해서는 역시 새롭고 재미있는 일을 하는 것이 필요합니다. 예를 들면, 1시간 안에 따뜻하게 먹을 수 있는 몇 가지 요리를 만든다거나, 순서대로 해야 하는 작업을 하는 일 따위가 그렇지요."

  요리도 그렇지만, 언제나 하던 일을 익숙한 솜씨로 잘 해내도 별로 의미가 없다. 필요한 것은, 경험하지 못한 일을 능숙하게 처리하려는 노력이다.

뇌의 활성화 075

같은 주부라도 시간을 정한 동일 조건에서 요리를 시키면, 요령 있게 따뜻한 음식을 시간 안에 만들어 내는 사람과 그렇지 않은 사람이 생긴다.

이들의 전두엽의 움직임을 조사하면, 전두엽의 움직임이 나쁜 사람은 아무리 시간이 지나도 요령 있게 음식을 만들 수 없다. 뇌가 활성화되는 사고의 방법은, 순서를 정해 새로운 일을 해보는 것에 그 본질이 있다.

구체적으로는, 요리라면 지금까지 만들어 본 적이 없는 요리를 만들거나, 여행이라면 어떻게 일정을 잡을 것인지 시간표를 조사하거나, 박물관을 보는데 어떤 순서로 돌아보면 좋을지 상황을 분석해서 계획을 세우는 절차가 중요하다. 여태까지 익숙하게 해온 일을 반복해도 뇌를 단련하는 데는 별로 의미가 없다.

야토미 선생의 어드바이스를 들어보자.

"워킹 메모리에게는 무언가 새로운 일을 하는 것이 의미가 있습니다. 이건요, 바둑도 장기도 방법이라는 것이 있어 언제나 새로운 요소가 생깁니다. 마작이나 트럼프 따위도 마찬가지입니다. 게임류는 방법이 있으며 항상 새롭습니다. 같은 상황이 두 번 생기는 일은 없습니다. 다만 바둑이나 장기가 좋다고 하여 '자, 지금부터 시작해 볼까' 라고 생각해도 작심삼일로 끝나고 마는 것은 불 본 듯 뻔합니다. 그러므로 젊었을 때 조금 손 댄 적이 있는 취미를 부활시키거나, 그런 취미의 연장선상에서 새롭게 의식하여 무언가를 해보는 것이 중요하다고 생각합니다. 특히 남성의 경우, 회사를 퇴직하고 나면 자기가 속한 지역에 아는 사람이 한 명도 없는 상태가 되니까요."

주의분할력이라는 부분은 '사람과 어느 정도 폭넓게 사귈 수 있는가' 하는 점에 집중적으로 존재한다. 사람과 만나 대화를 하는 과정에서 인간은 자연스럽게 주의를 기울이는 기능을 사용하는 것이다.

예를 들면, 대화할 때에도 상대방의 표정을 관찰하면서 상대방이 어떤 식으로 내가 하는 이야기를 듣고 있는가, 상대방은 무엇을 생각하고 있는가 하는 점에 주의를 기울이면서 이야기를 하는 것이다. 분명 여러 각도에서 여러 가지 판단을 하면서 기억력도 사용하기 때문에, 사람과 만나는 것은 그 사람이 가진 사고력을 총동원하는 작업인 것이다.

　이렇게 뇌의 기능을 분석해 보니, 새삼 그 높은 능력에 경탄을 금치 못하겠다.

076 적극적으로 웃자

 순서라는 점에서 문제를 생각할 때, '계획력'이라는 부분을 생각하지 않으면 앞으로 나아갈 수 없는 상태가 된다. 순서에는 반드시 '계획력'이라는 것이 포함된다.
 인간 행동을 하나하나 분석하면 무미건조하여 그것 자체로는 어디에 의미가 있는지 잘 알 수 없는 퍼즐 조각처럼 느껴진다.
 하지만 이것을 생활과 연관시켜 생각하면 추구할 만한 가치가 있다. 자신이 재미있다고 생각하는 일은 계속한다. 그러는 중에 삶의 보람을 느낀다. 그 상태가 연쇄적으로 이어지는 가운데 사고 기능은 유지되고 훈련되는 것이다.
 인간은 하루하루를 전혀 관계없이 살아가는 게 아니다. 일상이라는 의식이 있고, 연속된 의지가 있으며, 하나하나 새로운 판단을 내려야 한다. 이런 일상생활 속에서 각자의 새로운 일이나 즐거운 일을 추구하며 살아가는 것이 기본이 되는 셈인데, 결국 문제의 종착점은 자기 자신이 인생의 목표를 잃지 않고 충실하게 살아가는 것이다. 그리고 목표 실현을 위해 열심히 생각하는 것이다.

중요한 것은 사는 에너지를 잃지 말고 적극적으로 살아가는 자세이다. 자기를 가두어 두지 말고, 사회에서 일어나는 여러 가지 일에 대해 흥미를 잃지 말고 관심을 가지란 말이다. 결국, 그런 충실한 생활이 결과적으로 장수를 가능케 한다.

아는 사람은 아는 이야기인데, 지난 해 조사에서 오키나와현을 제치고 남자 장수 부문에서 제 1위, 여자 부문에서 제 2위로 부상한 것이 나가노현이었다.

조사에 의하면, 나가노현은 고령까지 일하는 인구가 가장 많다고 한다. 다시 말해, 고령자는 일함으로써 건강해진다는 이야기다. 넓은 면적을 가진 산야 지방이기 때문에 지역 의사 수도 다른 도시보다 상당히 낮을 것이다.

이것은 일본인이 가진 독특한 성향일지 모르지만, 나이와 상관없이 근면하게 일하는 사람이 많다. 유럽이나 미국에서는 빨리 일선에서 물러나 자기가 좋아하는 일을 하며 지내는 경향이 많은데, 일본인은 나이가 들어서도 건강하게 일하며 지내고 싶다는 사람이 압도적으로 많다.

  나가노현의 경우, 밭에서 일하다가 쓰러져서 그대로 사망하는 사람이 꽤 많다고 한다. 죽기 직전까지 건강하게 일하고 놀다가 마지막에는 깨끗하게 저 세상으로 간다. 이것을 PPK, 일본어로 핑핑코로리(건강하다가 갑자기 쓰러진다는 의미)라고 한다.

  이런 모습이 인생을 마감하는 이상적인 형태의 하나는 아닐까 생각하는데, 여러분은 어떻습니까.

077 노망의 지름길

미나토구港區 다카와高輪에 있는 시바芝 병원의 명예원장인 의학박사 이나가키 모토히로稲垣元博 씨는 주위에서는 '원폭 선생님'이라 부르면서도 모두들 경애하는, 올해로 84세가 되는 원기왕성한 의사선생님이다.

나이를 보면 두 말할 필요 없는 할아버지이지만, 그는 스스로 건강을 유지하면서 현역으로써 지금도 의료의 현장에서 환자들을 접하고 있다. 병원에서는 1주일에 한 번 진료를 하지만, 나머지 시간은 시조, 만담, 카메라, 스키, 등산, 그림, 책 집필 등에 할애하고 있다. 이런 취미나 개인적 볼일 이외에 자위대의 이라크 파병 반대 운동이나 거리를 청소하며 걷는 운동, 동세대 고령자를 모아 강연을 하는 등 엽기적으로 다망한, 일종의 기인이다.

이나가키 선생님도 많은 치매 증상의 사례를 보아 왔다. 그 예방을 위해 지적 습관을 권하는 점에서는 마찬가지이지만, 그중에서 가장 강조하는 내용은 다음과 같다.

"일선에서 벗어나 가장 힘을 잃는 것은 대학 교수입니다. 대학 교수는 정말 취미도 없으며 오직 학문만을 추구하지요. 나도 아는 대학 교수가 노망이 들고 나서 만난 적이 있는데, 아니 이렇게까지 사람이 변할 수 있는지 놀라지 않을 수 없었습니다. 나도 신문 같은 건 매일 반드시 훑어봅니다. 날마다 정보를 접하는 것은 매우 중요한 일이지요. 하지만 나는 노망이 드는 데 가장 좋은 것은 역시 텔레비전이라고 생각합니다. 특히 컬러 텔레비전. 이것은 소리도 나고 모양이 있으며 색깔도 선명하므로 아무 생각 없이 보게 됩니다. 최악이지요. 흑백이라면 색깔이 없으니까 하늘은 파랗다거나 산은 푸르다고 연상을 하면서 볼 것입니다. 라디오는 더욱이 소리밖에 없으니까 형태나 색깔을 연상하겠지요. 그러므로 라디오가 가장 좋습니다. 컬러 텔레비전이 노인을 지켜 준다고 생각하면 큰 착각입니다. 전부 노망이 듭니다. 우왕좌왕하는 사이에 노망이 들 것입니다. 잘 생각해야 합니다."

텔레비전보다 라디오가 좋다는 사실도 흥미 있지만, 요컨대 인간의 사고가 작용하기 위해서는 뭔가 부족한 듯한 편이 좋다는 것일까. 사물은 모든 것이 충족되면 거기에서 진보가 멈춰 버려 자극이 없어진다. 걷는 행위도 손을 움직이는 작업도 그 본질은 마찬가지이다.

뇌는 자기가 분담하여 수행해야 하는 영역을 의식하기 때문에 이미 기능하지 않아도 된다고 생각하면 사고 기능을 정지하게 된다. 텔레비전만을 보며 시간을 보내는 것도 문제이지만, 진짜 심각한 문제는 텔레비전이 사고를 정지시키는 촉진제가 된다는 점이다.

078 생활 의식에 혁명을

아나가키 선생 자신도 몇 년 전에 부인을 폐암으로 잃고 혼자서 생활하고 있다. 선생도 물론 지적 생활을 장려하고는 있지만, 그 위에 일상의 생활에서 해야만 하는 일상적인 일의 처리 능력도 중요하다고 강조한다.

"되도록이면 자신의 일은 스스로 하는 것이 노망 들지 않는 비결이라고 생각합니다. 예를 들면 적극적으로 쇼핑하러 나가는 것인데, 물건을 산다는 것은 굉장히 여러 가지 판단을 해야 하니까요. 새로운 것인지 오래된 것인지 신선도를 살펴보기도 해야 하고, 많은 돈을 들이지 않고 알뜰 쇼핑을 하는 등 여러 가지 일이 있으니까요. 그러므로 작은 손빨래나 청소, 자신이 입은 옷이나

방 정도는 스스로 정리한다는 생각으로 생활 그 자체의 의식을 바꾸지 않으면 안 됩니다. 나이 든 사람은 편안하기만 해서는 안 됩니다. 노인은 쓰러지지 않을 정도로 움직이게 하라는 것이 내 생각이고, 내가 이야기하는 노망 예방 조문에도 들어 있어요. 이것이 바로 정년퇴직을 앞둔 사람들의 노망 대책이라고 봅니다. 그렇게 생각하지 않으면, 그 사람의 삶의 보람 자체가 없어집니다. 사회와 접촉하는 봉사 활동을 하거나 정치 활동이나 종교 활동이라도 괜찮습니다. 내 이웃의 할머니는 자신이 믿는 불교 단체의 포교 활동을 위해 여기저기 돌아다니는데 정말로 건강하시거든요. 그런 식으로 조직에 속해서 활동하는 것도 무시할 만한 것이 못됩니다."

사회 풍조에도 노인을 소중히 여기는 문화와 문화를 형성하는 최전선의 현장에서 노인을 밀쳐내는 정년제와 같은 제도가 공존하고 있어, 여차할 때에는 자신들이 편한 대로 이 두 가지를 이용하려고 한다. 일일이 간섭하거나 집단을 이루어 압력 단체로 변하는 것은 좀 곤란하지만, 가끔씩 적절한 어드바이스를 해주는 정도라면 좋을 것이다.

복잡한 전철 속에서 손잡이를 잡고 서 있는 고령자를 거들떠보지도 않고 자는 척하는 젊은이들을 보고 있으면, 요즘은 노인을 소홀히 하는 경향이 있는 듯하다.

"유엔의 아난 사무총장은 고령자에 관한 세계 회의에서 고령자는 나라의 보배라고 연설했습니다. 노인, 즉 고령자가 한 사람 사망한다는 것은 그 지방에서 도서관이 하나 없어지는 것과 마찬가지라고 말입니다. 고령자는 긴 인생에서 축적해 온 다양한 지식을 많이 가지고 있습니다. 그런 사람이 죽는다는 것은 굉장한 손실이라는 점을 우선 자기 자신이 자각해야 합니다."

이 점이 아나가키 선생이 말하는 '노인이 해야 할 최대의 생활 의식 혁명'이다.

하체의 운동 능력 　079

생활 습관 중에 책을 읽거나 게임을 하는 요소를 계속 유지하는 것도 중요하지만, 마찬가지로 간과할 수 없는 것이 운동이다. 특히 하체의 운동 능력은 지적인 생산 능력과 밀접하게 관계되기 때문에 더욱 중요하다.

다시 한 번 아나가키 선생의 증언을 인용하여 이야기해 보자.

"노인이 다치는 장소는 대부분 계단입니다. 계단에서 떨어져 머리를 다쳐 죽거나, 혹은 목뼈를 다쳐 하반신 마비가 되는 등 가정에서의 사고는 전부 계단에서 일어나고 있습니다. 나는 꽤 젊었을 때부터 스키를 계속 탔는데, 60살을 넘으면서 가장 먼저 없어지는 것이 평형 감각이더군요. 60살을 넘고 나니 10초간 한 발로 서 있을 수 없게 되었어요. 고령자에게는 너무 격렬한 운동은 오히려 몸에 좋지 않습니다. 반대로 산소를 충분히 공급할 수 있는 가벼운 운동이 좋아요. 계단을 이용한 심장 트레이닝 같은 것 말입니다. 그리고 계단은 오르는 것보다 내려오는 것이 위험하므로, 난간을 붙잡아도 괜찮으니까 안전하게 내려오는 연습을 하는 것이 좋습니다."

건강을 신경 써 온 사람 중에는 시간이 날 때 조깅을 하는 사람이 많다. 미국에서 조깅의 제창자가 오랜 세월 조깅을 계속해 왔지만, 조깅을 하던 도중에 발작을 일으켜 사망한 사실이 있다. 조깅도 일정 연령에 달하면 뛰는 도중에 부정맥이 나타나기 시작해 고령자에게는 상당히 위험한 운동이 되는 셈이다. 다만 이것도 마음 먹기 나름이어서, 생활 습관이 되어 뛰지 않으면 몸이 찌뿌드드해서 기분이 안 좋다는 사람도 있을 테니까, 모든 경우를 틀에 짜 맞추어 생각할 수는 없다.

대뇌가 사용하지 않으면 녹스는 성질을 가진 부위인 것과 마찬가지로 운동 능력도 사용하지 않으면 퇴화된다. 이것은 사실 몸과 마음을 불문하고, 인간이란 하지 않으면 할 수 없고 해보면 가능해진다. 〈하면 된다〉는 격언이 유행한 적이 있는데, 인간은 노력하기에 따라 무한히 진보할 수 있는 잠재 능력을 가지고 있는 것이다.

또한 몸의 운동 능력과 정신의 사고 능력은 사물의 앞뒷면과 같이 밀접하게 연관되어 존재한다. 단적인 예로, 외출하는 빈도가 줄어들어 집에 틀어박혀 있는 시간이 길어지면 급격히 머리가 움직이지 않게 된다. 이것을 '폐용廢用증후군'이라고 한다. 사람과 만나는 것이 중요하다고 여러 번 반복했는데, 운동 능력에서도 마찬가지 결과를 확인할 수 있다.

080 걷는 것이 가장 중요

몸 근육 가운데 가장 노화되기 쉬운 부위는 '장요근腸腰筋'이라는 근육으로, 이 근육이 퇴화되면 걸을 때 보폭이 좁아지고 발을 끌게 된다. 이것이 문제가 된다.

발을 질질 끌면서 걸으면 반드시 좌우의 다리가 엉켜서 넘어지게 된다. 만약에 계단을 내려올 때 이런 일이 생기면 생명과 바꾸는 일이 된다.

장요근은 대퇴골과 등뼈를 잇는 근육으로, 걸을 때에는 이 근육이 다리를 들어올리는 가장 중요한 역할을 한다. 장요근은 복강 내부에 있어 바깥에서는 안 보인다. 그러나 몸을 움직이지 않고 운동을 하지 않으면 이 근육이 줄어들어 잘 넘어지게 된다.

노인은 다리와 허리가 허약해져서 넘어지는 것이다. 넘어진 다음에 더욱 몸을 움직이지 않게 되고, 다리와 허리는 더욱 약해져 걸을 수 없게 된다. 어떤 일을 계기로 누워서 꼼짝 못하는 신세가 되는 것은 모두 이 장요근이 쇠퇴했기 때문이다.

장요근을 단련하는 방법도 특별한 것은 없고, 그저 계속 사용하여 원래 가진 기능을 유지하는 수밖에 없다. Use it or Lost it의 대표적인 부위의 하나인 것이다. '파워 재생' 이라는 말이 있어 고령자가 하는 근육 트레이닝이 있는데, 여기에 파워를 갖게 하는 것이 건강을 유지하기 위한 가장 중요한 메뉴이다.

워킹도 그저 터덜터덜 걷는다면 효과가 없다. 장요근이 움직이도록 발을 가볍게 올리고 발뒤꿈치부터 땅에 닿도록 걷는다. 거리에서 경보하듯이 걷는 것은 조금 창피하지만, 손발에 강약을 주어 움직이지 않으면 운동을 해도 효과가 없다. 또한 혈류도 힘차게 흐르지 않는다. 이때 어느 정도 오래 걷는 것이 좋은데, 이것은 운동을 계속하여 몸을 유산소 운동 상태로 만들기 위해서이다. 빠르게 걷는 것은 유산소 운동 상태를 유발하기 쉽게 하기 위해서이다. 하여간 다리의 기능을 퇴화시키기 않도록 해야 한다. 다리의 퇴화가 머리에 미치는 영향이 가장 크기 때문이다.

"노인의 생활 불안에는 여러 가지가 있겠지만, 경제적인 조건에 대해 도립대학의 호시토 선생이 실시한 조사에서는, 연간 수입이

100만엔이 되는가의 여부에 따라 사망률에 차이가 난다고 합니다. 100만엔 이하라면 큰 폭으로 사망률이 높아집니다. 하지만 연간 수입이 100만엔 이상이라면 300만엔이든 500만엔이든 1천만 엔이든 사망률은 그리 달라지지 않습니다. 이것은 수입이 100만엔 이상 있으면 인간은 건강하게 살 수 있다는 의미입니다. 그러므로 수입이 적어도 된다는 점을 이야기하는 것은 아닙니다. 단지 경제적인 생활 요소가 그다지 중요한 것이 아니고, 다리와 허리를 단련하여 건강하게 장수할 수 있는 목표를 세우는 것이 더 중요하다는 것입니다."

이것은 야토미 선생의 어드바이스이다.

이동 능력을 상실하면 행동 범위가 좁아져서 아무래도 사회 생활이 제한된다. 행동을 제한받는다는 것은 지적인 활동도 제한된다는 의미이다. 동시에 혈류나 대사와 같은 능력도 떨어진다.

젊은 사람은 이런 점을 의식하지 않더라도 이리저리 뛰어다니는 것만으로 운동 능력이 향상된다. 하지만 고령이 되고 나서는 이 점을 의식해서 행동하지 않고 내버려 두면 능력이 떨어지고 만다. 인간의 몸은 이런 구조를 가지고 있는 것이다.

제9장

고령의 몸을 고려하는 식생활을 생각한다

>> 음식은 살아가는 활력의 원천, 그 보급 시스템의 기본을 알아 두자

081 적당한 공급, 완전한 소비

여기까지 인간의 몸을 메카니즘과 시스템으로 파악하면서 생각해 왔다. 인간이 살아가는 행위, 즉 일상생활 중의 여러 행동은 에너지 레벨에서 생각하면 생산과 소비, 다시 말해 몸 안에서 에너지를 만들어 내는 작업과 이것을 사용하는 작업 두 가지로 구별할 수 있다. 그리고 이 두 가지가 쌍을 이루어 순환하면서 원활하게 작용하는 상태가 '건강'이다.

인간이 살아간다는 것은, 에너지를 섭취하고 축적하여 어떤 목적에 맞추어 사용하는 것이다. 일하거나 스포츠를 즐기거나 책을 읽거나 산책을 하는 모든 행위는 에너지를 사용하는 작업이다. 한편 에너지를 축적하는 일은, 에너지원이 되는 영양분을 음식물로부터 섭취하여 흡수하는 것이다. 인간의 에너지는 다시 말해 음식 섭취에 의해 보급된다. 그리하여 '음식이 보약'이라는 말도 있는 것이다.

인간은 음식이란 에너지를 연료로 사용하는 기계이다. 즉 자동차에 비유하면 음식물은 휘발유와 같은 것이다. 인간이라는 자동기계는, 주변에 존재하는 여러 동·식물을 식사와 소화라는 행위를 통해 휘발유를 만들어 내는 기능도 함께 가지고 있다. 이런 의미에서도 인간이 얼마나 뛰어난 기능을 가진 존재인가 잘 알 수 있다. 이 보급 시스템이라는 개념을 가지고 다시 한 번 인간을 자동차에 비유하면, 고성능 태양열 발전기가 달린 전기 자동차라고 해도 좋을 것이다.

에너지의 생산과 소비는 경제학적으로는 수입과 지출이기도 하다. 즉 인간의 몸은 가계의 입출금이나 기업의 회계와 같이 파악할 수도 있다.

다만 가계나 기업은 수입이 지출보다 많은 상태, 즉 흑자 상태를 대환영하기 마련이며 그러기 위해 이를 악물고 노력한다. 그러나 인간의 경우는, 에너지 보급 과다는 칼로리의 과다 섭취, 즉 과식을 의미하게 된다.

가계나 기업의 회계라면 흑자만큼 이익이 남는 셈이어서 저축으로 장래에 도움이 되겠지만, 인간의 몸 안에는 유감스럽게도 섭취한 여분의 에너지를 그대로 보존하기 위한 전용 창고가 없다. 지방으로 바뀌어 근육 사이 등 몸의 여기저기에 쌓이거나, 혈액 중에 당분과 같이 섭취된 형태 그대로 방치되어서 비계나 부종의 상태로 존재하게 된다.

다시 말해서, 인간의 몸은 에너지 보급에 관해서는, 적당량 섭취하고 이를 모두 소비하는 상태가 기본이 되어야 한다.

082 식생활 포인트 5

건강 수명이란 개념에 대해서는 이미 언급한 바 있는데, 사실 일본인의 평균 수명과 건강 수명(보통 정상적인 생활을 할 수 있는 시간)은 6년 이상 차이가 있다고 한다.

인간이 죽지 않는다는 것은 있을 수 없으므로, 이 6년의 차이는 간호를 필요로 하는 시간을 말한다. 즉 죽기 전에 몸을 꼼짝도 못한 채 지내는 상태인 셈인데, 이 기간이 국민 평균 6년 이상이라는 것이다. 일본인의 평균 수명은 80세를 넘었지만, 건강 수명의 평균 연령은 74세인 셈이다.

일본뿐만 아니라 북유럽 등의 장수국이라 불리는 곳에서도 평균 수명과 건강 수명은 상당히 차이가 있다고 한다. 74세라는 연령을 되도록 실제의 평균 수명과 가깝게 만드는 일이 현대인이 이상적으로 생각하는 죽음, 즉 PPK(건강하다가 어느 날 갑자기 쓰러짐)에 근접하는 것이다.

이를 위해서는 뇌나 신체 기능뿐만 아니라 소화기관도 그 기능을 유지하도록 노력해야 한다.

건강 수명을 연장하기 위한 식생활 포인트는 다음과 같다.

① 염분을 삼간다
② 동물성 지방의 과다 섭취에 주의한다
③ 야채를 많이, 과일을 듬뿍 섭취한다
④ 우유와 유제품을 적극적으로 섭취한다
⑤ 대두, 생선, 해조를 제대로 섭취한다

식생활 면에서 건강 수명에 어프로치할 때 중요하다고 여겨지는 요소이다.

모두 혈액을 정상적으로 만들고 소화기관 내의 기능을 유지하기 위해서 필요한 양분이 포함된 식재투성이인데, 혈관을 젊고 건강한 상태로 유지하기 위해서는 이들 음식물을 어떻게 조절하면 좋은가가 관건이다.

건강 수명의 요체는, 혈관과 혈류를 언제까지나 건강하고 뼈가 튼튼하며(필요한 때 힘쓸 수 있으며) 장 안의 소화 순환을 양호하게 유지하는 일이다.

나이가 들면 장 속의 비피더스균 등의 좋은 균보다 나쁜 균의 활동이 우세해져 면역력 저하를 초래한다. 이것은 어쩔 수 없는 일이지만, 이 때문에 감염이나 암의 발병 위험이 증가한다. 장 속에서 좋은 균이 우세한 작용을 하기 위해서라도 요쿠르트(발효유) 등은 거르지 말고 먹어야 한다. 유제품은 면역 활성화, 칼슘 흡수 촉진, 뇌신경 진정, 혈압 강하 등의 효용이 있다.

083 3대 영양소와 유기 성분

먹는 행위에 의해 인간은 몸을 움직이기 위한 에너지, 즉 '칼로리'라는 단위로 측정되는 영양을 보급한다. 이 영양이 탄수화물(전분 등), 지방(유분 등), 단백질이라는 것은 이미 모두 알고 있으리라 생각한다. 이것이 3대 영양소이다. 이 세 가지 영양소는 각각 역할하는 장소가 있다.

주로 탄수화물과 지방으로 섭취한 영양분은 몸을 움직이는 데 사용하고, 단백질은 몸을 수리·수선하여 조직을 재생하는 원료로 사용된다. 그리고 여분의 에너지는 지방분으로 몸 안에 축적하여 부족할 때 꺼내서 사용하게 된다. 몸은 살찌지만 비례하여 지구력이 증대되는 것이다. 문제는 저장 능력을 넘어선 에너지가 몸 안에 들어왔을 때이다.

여기서 한 번 더 몸을 자동차에 비유하면, 자동차가 휘발유 이외에 엔진 오일이나 배터리액을 필요로 하는 것처럼, 인간의 몸도 3대 영양소 이외에 비타민이나 미네랄 등의 여러 식품 성분이 필요하다.

이들 유기 성분은, 몸 안에 들어와 각종 분비물이 되거나 식이섬유처럼 장의 상태를 조절하거나 칼륨처럼 불필요한 나트륨을 체외로 배출하는 등, 각각의 장기를 조절하기 위해 사용된다. 이들 유기 성분이나 미량 원소도 결국은 식품을 통해 섭취하게 된다.

그러나 탄수화물이나 지방, 단백질이 어떤 음식 재료에 많이 포함되어 있는지 정도야 알고 있지만, 여러 유기 성분이 어떤 형태로 어떤 음식 재료에 들어 있는지는 좀 알기 어렵다.

예를 들면 비타민C가 귤이나 레몬에 많이 포함되어 있는 정도는 알고 있지만, 어쨌든 이것도 음식을 통해 섭취해야만 한다. 그러나 현대 사회에서 우리들을 둘러싼 사회 환경 가운데서, 우리 몸을 운영해 나가기 위한 여러 유기 성분을 필요한 양만큼 섭취하기 위해서는 일종의 요령과 지식이 필요하다. 무턱대고 음식을 선택하면, 이들 식품 성분을 적당량 섭취하기 위해서 탄수화물이나 지방분을 과다 섭취하게 되는 사태가 벌어지기 때문이다.

에너지 섭취량이 너무 많으면 인간의 몸은 반드시 비만해진다.

이 적당량을 의식하여 그 상태에 자신을 맞추어 가는 행위가 이른바 다이어트이다. 다이어트라고 하면 어떤 약을 복용하거나 칼로리가 적은 전용 대체 식품을 먹는 것을 연상하기 마련이지만, 원래 다이어트는 좀더 기본적인 행위이다.

084 비만이 되는 구조

식사 이야기는 거의 대부분의 경우 비만 이야기와 직결된다고 생각하면 된다. 그 정도로 현대의 도시 생활인의 식사 환경은 비만이 되기 쉽다는 말이다.

우선 자기 몸이나 생활이 하루에 어느 정도 칼로리를 필요로 하는지를 파악해 두는 것이 중요하다. 그러나 현대의 식사 환경은 이러한 개인의 에너지 소비 사정과 관계없이 맛있고 칼로리가 넘치는 음식이 난무하고 있다. 지금 현 시점에서 어느 정도의 체중이 적당한지를 일본비만학회가 발표한 〈이상 체중 산출법〉이라는 수식으로 계산해 보자.

적절 체중(g) = 신장(m) × 신장(m) × 0.22

　뒤에서 언급할 비만지수의 계산법과 비슷하다. 이 체중이 사람의 각 신장에 알맞는 이상적인 체중이다.

　비만에 미치는 세포 레벨의 악영향에 대해서는 이미 이야기했으므로 여기에서는 다시 언급하지 않겠다. 하지만 비만에 의해 생기는 병을 나열해 보면 고지혈증, 고혈압, 동맥경화, 심장병, 당뇨병 그리고 순환기계통 질병 등이 총등장하는 꼴이 된다.

　비만을 건강한 사람이 에너지를 조금 과다 섭취한 정도로 쉽게 생각하는 경향이 있는데, 비만은 어느 정도를 지나면, 특히 내장 지방에 의한 비만은 '비만증'이라 불리는 병이 된다는 점을 자각해야 한다.

　비만이라는 측면에서 사람의 생활을 다시 생각해 보면, 운동을 하거나 걷거나 머리를 쓰는 일은 모두 에너지를 어떤 식으로 사용하는가에 따른 사용 방법의 문제인데, 그만큼 여분의 에너지가 남지 않도록 하는 것은 어렵다. 칼로리를 과다 섭취하지 않고 자신의 에너지 소비량에 적당한 식생활을 하는 것이 필요하다.

　한마디로 '비만'이라고는 해도 사실 비만에도 두 종류가 있다. 내장 지방형과 피하 지방형이 그것이다.

　피하 지방형은 주로 여성에게 많은데 엉덩이, 넙적다리, 그리고 하반신에 지방이 축적되어 서양배 모양의 체형이 된다. 한편 내장 지방형은 복부 전체에 지방이 축적되어 볼록한 사과형 체형이 된다. 많은 병의 원인이 된다고 여겨지는 것은 주로 내장 지방형이다.

이 지방의 축적에 의한 비만을 원인으로 한 여러 질병을 '생활 습관병'이라고 부르는 것은, 요컨대 비만의 주 원인이 흡연이나 운동 부족, 스트레스 등의 생활 습관에서 유래하기 때문이다. 식생활 면에서 이야기하자면, 한마디로 칼로리를 과다 섭취하는 식사 습관을 바꾸어야 한다는 말이다.

085 비만을 방지하는 식생활

몸은 어떤 것을 어떻게 섭취하면 살찌는 것일까. 후생노동성이 책정한 〈건강 일본 21 포럼〉에서는 특별히 주의해야 할 5개 항목을 열거하고 있다.

① 단백질을 제대로 섭취한다
② 조리법에 변화를 주어 질리지 않도록 맛을 바꾼다
③ 폭식을 피한다
④ 급하게 먹지 않는다
⑤ 알코올은 적당히 마신다

①의 '단백질을 제대로 섭취한다'는 것은, 대두식품이나 유제품을 먹고 주식인 밥은 많이 먹지 않도록 하자는 의미이다.

②의 '조리법에 변화를 준다'는 이야기는 기름을 사용하여 튀기거나 볶는 조리법만을 이용하지 말자는 것이다. 기름을 사용한 조리는 당연히 칼로리도 높다. 저칼로리 조리법이라고 할 수 있는 삶고 굽고 찌는 방법을 이용하면, 같은 재료라도 살찌지 않는 음식을 만들 수 있다.

③의 '폭식'은 식사를 거르는 것에 대한 주의이다. 식사는 원래 동물에 비유하면 먹이를 취하는 행위이므로 단지 살아가는 것이라면 닥치는 대로 먹어도 상관없다. 하지만 몸은 공복인 시간이 길어지면, 음식물이 체내에 들어왔을 때 가능한 한 많은 에너지를 섭취하여 몸 안에 축적하려는 본능을 가지고 있다. 같은 양을 섭취해도 3회에 걸쳐 먹는 것과 5회에 걸쳐 먹는 것은 섭취 에너지가 다르다. 한끼 정도는 쿠키 2~3개와 우유, 아니면 간단한 식사를 하는 방법도 괜찮다. 끼니를 거르는 것보다는 다이어트에도 효과적이다.

폭식과 더불어 ④의 '급한 식사'도 좋지 않다. 음식이 체내에 들어와 혈당치를 높이기 시작하면서 뇌의 공복중추가 자극을 받아 만복감을 얻게 되기까지는 약 20분이 걸린다. 천천히 먹으면 적당한 양으로 만복감을 얻을 수 있다.

또 ⑤의 '술'은 상당히 칼로리가 높으므로 이 점을 염두에 두고 마시기 바란다.

086 비만지수 계산법

비만도 나쁘지만 지나치게 마른 것도 좋지 않고, 적당한 것이 가장 좋다.

그렇다면 자신이 살찐 편인지 마른 편인지는 어떻게 알 수 있을까. 일본 비만학회가 발표한 BMI(바디 매스 인덱스)라는 판단 기준이 있는데, 이 지수는 다음과 같은 수식으로 산출된다. 수식은 이상 체중의 계산 방법과 비슷하다.

비만지수 = 〔체중(g)×100〕÷ 신장(m) ÷ 신장(m)

이에 의하면 신장 172㎝에 체중 75㎏인 나의 비만지수는 25.35라는 수치가 된다. 이 수치가 25 이상이면 비만, 18.5 이하를 저체중이라고 한다. 그리고 이 두 수치 사이를 보통 체중이라고 구별하고 있다.

체중 문제에서 중요한 점은, 지금 체중인 상태로 자신의 몸 상태가 어떠한지를 살피는 일이다. 우선은 몸이 가벼운지, 생활에 지장은 없는지를 살핀다. 또 한 가지는, 식사 내용이나 먹는 양의 변화에 의해 체중이 어떻게 증감하는지를 살핀다.

이러한 것들은 몸의 에너지 소비 시스템이 정상적이고 순조롭게 가동되고 있는가를 알 수 있게 한다. 체중은 아침과 저녁이 다르며, 식사 전후에도 달라진다. 하루의 생활 주기 가운데 계속 변화한다. 일상생활에서 자신의 몸 상태를 자기 나름대로 신경 쓰면서 살자고 했는데, 이는 피로나 통증에 의해 몸의 이상을 조기에 발견하는 것 이외에 항상 체중계로 자신의 체중 변화를 체크하는 것도 포함된다.

그럴 만한 이유도 없는데 갑자기 체중이 줄기 시작했다면, 아무리 다른 자각 증상이 없더라도 몸 안에서 무슨 일이 생긴 것은 아닐까 의심해 보아야 한다.

노이로제처럼 계속 체중계에 올라서는 것도 문제지만, 하루에 한 번 체중계에 올라서서 체중을 재는 것은 의사의 정기 검진만큼이나 중요한 생활 습관이다.

087 음식물 섭취 밸런스

 영양관리사인 혼다 세츠코本田節子 선생은 올해로 75세가 되었다. 제2차 세계대전 이후의 제1호 영양사 그룹으로 치바현千葉縣 후나바시시船橋市를 중심 거점으로 지역 주민의 식생활 변화를 지켜봐 온 사람이다. 지금도 강연, 학회 그리고 지역 활동 등으로 다망하여 매일 건강하게 여기저기 뛰어다니는 할머니다. 그녀는 고령기에 접어든 사람들의 식생활에 대해 다음과 같이 말한다.

 "좀 옛날에는 후생성이 하루에 30가지 품목을 섭취하도록 권장한 시기가 있었지요. 미네랄이나 비타민 등 유기 성분과 미량 영양소를 확실하게 보급하려면 그 정도는 섭취해야 한다는 이야기였어요. 하지만 그 결과 나타난 것은 과다 섭취였습니다. 그래서 비만이 늘어났어요. 후생성도 이 점을 염려해 지금은 되도록이면 '여러 종류를 적당량 섭취하자'는 표현을 쓰게 되었지요."

아침부터 먹은 음식 종류의 수를 하나씩 세어 보면, 결국 몇 가지 더 먹어야 한다는 결론이 나오는데, 부족분을 보충하려면 섭취 칼로리가 오버된다.

중·장년기의 한창 일할 나이라서 칼로리가 많이 필요한 사람이라면 30가지 품목도 문제가 없겠지만, 50세를 넘어서 그다지 많이 운동하지 않는 사람들이 어떻게든 억지로 하루에 30가지 품목을 섭취하는 것은 적당하지 않다.

30가지 품목을 고집하면 어느 정도 여분의 칼로리를 섭취하게 되는지에도 개인 차가 있고, 각 개인이 필요로 하는 칼로리도 다르므로 모든 것을 일률적으로 말할 수는 없다. 그래서 30 품목 대신에 강조하게 된 것이 일정 밸런스를 의식하며 식사하자는 내용이다.

혼다 선생은 이렇게 말한다.

"우리 어머니는 지금 99세이시지만, 50대에는 심장의 박동이 나쁘다고 하여 생명보험도 들 수 없었어요. 그런데 99세인 지금까지 건강하게 살아 계십니다. 고기는 성인병에 좋지 않다고들 하지만 어머니는 반드시 하루에 돼지고기를 30g씩 드십니다. 살아가면서 돼지고기를 먹은 날도 있고 먹지 않은 날도 있었는데, 어느 날 돼지고기를 먹은 날이 확실히 머리 회전이 좋아진다는 사실을 느꼈답니다. 야채나 생선도 물론 먹었지만, 그 후로는 반드시 일정량의 고기를 매일 먹었다고 해요. 이 예는 고령자 식생활에 하나의 힌트가 되리라 생각합니다."

음식물 섭취에는 적당한 밸런스라는 것이 있다. 이 밸런스를 숙지하여 식사를 통해 어떻게 실현하면서 동시에 맛있게 먹을까 하는 점이 포인트이다.

088 키 포인트는 야채

어떤 생각으로 식사를 하는가, 혼다 선생이 생각하는 식생활의 아웃 라인을 설명하겠다.

식사를 구성 요소로 분해하여 생각하면, 우선 주식과 부식으로 나뉜다. 주식이란 요컨대 밥과 같은 탄수화물인데, 이는 전체의 대략 60% 정도이다. 나머지 40%가 반찬으로, 주된 반찬 한 가지와 나머지 반찬 두 가지이다. 주된 반찬은 고기나 생선, 대두제품 등 지방과 단백질 식품이며, 나머지가 야채를 조리한 반찬이다. 야채는 다양하게 섭취한다. 그리고 식후에 과일과 녹차까지 해서 한끼가 되는 셈이다. 패턴으로 보면 이런 형식이다.

녹차에는 여러 성분이 함유되어 있는데, 최근에는 특히 폴리페

놀이 주목받고 있다. 일본의 식사에서 뺄 수 없는 품목의 한 가지이다.

균형 있게 먹자고는 해도 머리 속에 식품성분표가 들어 있는 것도 아니고, 어떤 영양소가 하루에 어느 정도 필요한가를 항상 의식할 수는 없는 노릇이다. '오늘은 비타민E가 조금 부족하군' 하는 식으로 식생활을 한다는 것은 있을 수 없으므로, 생활을 즐기면서 살아간다는 생각에서 일탈된 행위가 되고 만다.

여기서도 자신의 생의 철학을 지키기 위해 일종의 밸런스 감각을 가져야 한다.

혼다 선생은 이렇게 어드바이스한다.

"멋진 요리를 만들지 않아도 괜찮아요. 야채, 고기, 생선을 각각 적정량 섭취하면 돼요. 고령자라면 단백질은 절대로 필요하니까 고기, 야채, 계란 그리고 대두식품을 여러 가지 조리법으로 섭취합시다. 두부나 낫토 같은 대두식품은 칼륨을 보급할 수 있어서 좋아요. 계란은 콜레스테롤이 높다고들 하지만, 일정한 양을 정해서 섭취하는 것은 혼자 생활하는 사람들에게는 매우 좋은 영양원이에요. 꽤 중요한 식품이라고 생각해요."

음식은 각각 몸 안에서 수비 범위를 가지고 있다.

"고기를 먹지 않으면 근육이 퇴화돼요. 그리고 생선인데······ 생선을 한 토막, 예를 들어 제철의 꽁치는 싸잖아요. 생선의 지방산은 상당히 양질의 지방산이에요. 거기에 두부를 반 모 먹는다든지…… 이렇게 생각하는 편이 칼로리를 초과하지 않아서 좋을 거예요."

그냥 일반적으로 자연스러운 식사를 하면 역시 부족하기 쉬운 것은 야채라고 한다.

식사 문제는 생활 전반을 살펴볼 때, 결국 야채를 어떻게 섭취할 것인가 하는 문제에 종착한다.

089 야채를 듬뿍 섭취하자

야채 섭취의 캐치플레이즈는 〈야채는 듬뿍, 과일은 담뿍〉이다.
 몸의 각 장기를 조절하는 데 필요한 비타민이나 미네랄을 가장 풍부하게 함유하고 있는 것이 각종 야채이다. 이들 야채를 어떤 식으로 여러 종류 섭취할 것인가 하는 것이 '야채 듬뿍' 섭취 작전의 요체이다. 구체적으로 말하면, 이들 기능성 성분을 제대로 섭취하는지의 여부가 치매나 암, 그리고 그 밖의 생활습관병을 예방하는 열쇠가 된다.
 이 작전에 의하면, 하루에 대개 350g 이상 야채를 먹어야 한다는 마음으로 가능한 한 야채를 많이 섭취하도록 노력해야 한다.
 예전에는 한끼에 100g이라고 정했다고 한다. 지금은 하루에 합친 양을 말하고 있다. 이 말은 끼니마다 반드시 섭취하지는 않더라도 하루에 어느 정도 섭취하면 된다는 뜻이다.

야채는 굳이 구별하자면, 잎이 초록색이거나 노란색인 녹황색 채소와 그 외의 뿌리·싹·열매류에 많은 담색 채소로 대별된다. 야채는 모두 비타민이나 미네랄의 보고이며, 영양적으로는 녹황색 채소와 기타 야채의 두 개 그룹으로 나뉜다. 그 기준을 대략 말하면, 식용 가능한 부분 100g 가운데 카로틴을 600㎍ 이상 함유하는가 여부로 구별된다. 이 '카로틴'이라 불리는 성분이 항산화비타민과 더불어 암을 예방하는 중요한 역할을 한다는 점이 알려져 있다. 각 그룹에 속하는 야채 종류를 소개하겠다.

- 녹황색 채소
  시금치, 쑥갓, 늙은 호박, 청경채, 당근, 토마토, 브로콜리, 무 잎사귀, 부추, 양배추 싹, 피망, 풋강낭콩, 아스파라거스, 실파, 순무의 잎, 청대완두, 파셀리, 파드득나물, 산파, 차조기잎 등

- 기타 채소
  무, 순무, 양파, 콩나물, 배추, 가지, 옥수수, 커리플라워, 죽순, 양배추, 양상치, 오이, 그린피스, 셀러리, 연근, 대파, 우엉, 생강, 마늘 등

이 두 야채군을 1대 2의 비율로 먹는다. 즉 녹황색 채소를 120g 정도, 그리고 기타 채소를 240g 정도로 밸런스 있게 섭취한다.

090 항산화 음식물

지금까지 여러 번 이름이 등장했는데, '활성산소'라 불리는 성가신 녀석이 어떤 일을 계기로 몸 안에서 발생된다. 세포가 포도당이나 지방을 에너지로 바꿀 때 혈액 중의 산소를 연소시키는데, 이 산소의 일부가 활성산소로 변하는 것이다. 이 활성산소는 산화작용이 강력해진 산소로 혈관을 노화시켜 여러 생활습관병을 일으키는 데 관여한다.

불포화 지방산은 세포의 구성 요소로써 몸에 유연성을 주는 중요한 역할을 하는데, 좀처럼 산화되지 않는 특징을 가지고 있다. 이 불포화 지방산에 들러붙는 것이 활성산소이다. 이 산화 작용이 혈관 내부에서 일어나면 혈관 자체가 탄력성을 상실해 망가진다.

동맥경화의 원인은 콜레스테롤이라 하여 지금까지는 콜레스테롤이 악역을 도맡아 왔다. 그런데 실제로는 이 콜레스테롤이 활성산소에 의해 산화되어 만들어진 '과산화지질'이라 불리는 지방 상태가 동맥경화를 촉진한다는 사실이 밝혀졌다.

혈관이 노화하면 몸 자체가 나이를 먹는다.

무엇이 활성산소를 발생시키는가 하는 점도 차츰 밝혀지고 있다. 활성산소는 몸 안 세포의 신진대사를 방해하는 것들, 예를 들면 담배, 알코올, 스트레스, 지나친 스포츠, 일광 자외선, 그리고 환경 호르몬 등의 자극, 요컨대 몸에 이물질 같은 존재가 침입했을 때 대량으로 발생한다고 한다. 담배가 나쁘고 술이 몸에 안 좋다고 하는 것은, 이른바 이런 활성산소를 발생시키기 때문이다.

이 활성산소를 몸에서 제거하는 역할을 해주는 것이 다양한 야채에 함유되어 있는 '항산화 비타민'이라 불리는 비타민군이다. 이들은 비타민C, 비타민E, β-카로틴 등이다. 이 세 가지 비타민이 혈액 중에 10대 6대 1의 비율로 존재하면 콜레스테롤이 산화하는 것을 방지할 수 있다.

이들 비타민 이외에도 활성산소의 제거 작용을 하는 항산화 물질은 야채류의 색소 속에도 함유되어 있다. 예를 들면 토마토의 리코펜, 붉은 피망이나 고추의 캡사이신, 옥수수나 브로콜리의 루틴, 시금치나 피망의 클로로필 등이 그것이다.

이것들은 모두 항산화 비타민의 강력한 원조군으로, 암이나 순환기계 병폐가 되는 활성산소를 격퇴시킨다.

녹황색 채소를 줄곧 섭취하는 것 이외에 자연스럽게 노화에 브레이크를 거는 유효한 수단은 없다.

제10장

야채의 힘을 재인식하여 우울증을 극복한다

>> 몸을 건강하고 마음을 건전하게 유지하기 위해 무엇을 먹고 어떻게 할 것인가

091 야채가 가진 다채로운 기능

음식물로써 야채가 가진 최대 역할은, 비타민C를 중심으로 이루어지는 항산화 작용이라 할 수 있다. '야채 듬뿍'과 더불어 '과일 담뿍'이라는 플레이즈가 있는 것은, 과일이 식품 중에 가장 많이 비타민C를 함유하고 있기 때문이다.

'비타민C' 하면 레몬이나 귤 등 감귤류를 떠올리겠지만, 양에 차이는 있어도 과일은 모두 비타민C를 풍부하게 함유하고 있다.

그 밖에도 야채나 과일에는 식이섬유, 칼륨, 칼슘 등 다른 식품에서는 섭취하기 힘든 영양소가 많이 함유되어 있다.

식이섬유는 환경 호르몬 중에서도 특히 독성이 강한 다이옥신을 체외로 배출하는 중요한 기능을 가지고 있다. 어패류나 육류 속에는 미량의 다이옥신이 포함되어 있어, 우리는 어쩔 수 없이 이런 독소를 몸 안에 집어넣고 있는데, 이를 제거해 주는 것도 야채이다.

식이섬유는 이 밖에도 중요한 기능을 가지고 있는데, 장내의 유용한 균을 증가시키고 발암물질을 생성하는 부패균을 감소시킨다. 또한 장벽을 자극하여 원활한 배변을 촉진하며, 몸 안의 불필요한 물질을 재빠르게 배설한다.

오늘날 암 중에서도 대장암이 비정상적인 속도로 증가하고 있는데, 이를 예방하기 위해서라도 식이섬유는 빼놓을 수 없다. 무말랭이나 우엉, 오크라, 양상추 싹 등에 많이 함유되어 있다.

칼륨은 야채는 물론 구근류에도 함유되어 있는데, 이것은 과다 섭취한 염분 중의 나트륨을 체외로 배출하여 혈압 상승을 방지한다. 시금치, 부추, 양상추, 당근, 토마토 등에 함유되어 있다.

칼슘은 잘 아는 이야기겠지만, 뼈나 치아를 만들기 위해 가장 필요한 영양소이다. 쌀을 주식으로 삼아 온 우리의 식생활에서 가장 섭취하기 힘든 영양소의 하나이다.

칼슘이 부족하면 골다공증이 된다. 고령자는 골다공증이 있는 상태에서 넘어지면서 골절하는 경우가 많다. 칼슘은 우유나 치즈 등의 유제품, 쑥갓, 청경채, 두부 등에 많이 함유되어 있다.

092 무의미한 목표 수치

〈건강 일본 21〉 캠페인을 보거나 그 밖의 다른 영양 전문가들이 쓴 서적을 보아도 비타민C의 이상적인 필요량은 하루에 100mg, 식이섬유는 20~25g, 칼륨은 3.5g, 칼슘은 800mg이라고 쓰여 있다.

식이섬유 5g을 섭취하기 위해서는 무말랭이 25g을 먹어야 하는데, 양으로 따지자면 2분의 1컵이며, 우엉이라면 90g으로 3분의 1뿌리라는 식으로 자세하게 각 영양소를 함유한 식품을 계산하여 중량까지 쓰여 있다. 이것을 기준으로 생각하면, 우리들이 하루에 자기 몸에 필요한 식이섬유를 섭취하기 위해서는 무말랭이라면 175g, 우엉은 2뿌리의 분량을 먹어야 한다는 결론이 나온다.

이렇게 숫자만 보고 있으면 맛있는 식사를 하고 싶다는 소박한 소망과는 전혀 다른 엉뚱한 방향으로 흘러간다. 혼다 선생은 이들 수치지표에 대해 이렇게 말한다.

"현실의 생활에서 끼니마다 무엇을 몇 그램 섭취했는가를 알 수도 없지만, 일일이 영양소의 섭취량을 신경 쓰는 것도 넌센스라고 생각해요. 짠맛을 좋아하는 사람이 있으면 싫어하는 사람도 있어요. 감수성도 다르므로 짠맛 하나를 보더라도, 동일량의 염분을 어떤 사람은 맛있다고 느끼는가 하면 다른 사람은 짜다고 느낍니다. 맛이라는 것은 그런 것이잖아요. 문제는 어떻게 섭취하느냐 하는 것으로, 아무리 소금 맛을 좋아한다고 해도 뭐든지 소금을 뿌려서는 안 된다는 것입니다. 단맛이나 신맛이 함께 있어야만 짠맛도 제대로 느낄 수 있으므로 여러 맛을 조합하여 맛있게 먹도록 해야 합니다. 다만 야채는 조금 더 신경 써서 많은 듯 먹는 것이 좋다는 점을 염두에 두고, 어떻게 하면 야채를 많이 섭취할 수 있을까 연구하는 것이 중요하다고 생각해요."

현실 생활에서 목표 수치를 정해 지켜 나간다는 것은 사실 불가능하다.

영양소의 섭취 목표 수치도, 섭취를 권장하는 식품의 분량도 어느 정도만 신경 써서, 그날 무엇을 어떤 식으로 섭취할 것인가를 정하는 데 참고 정보로 삼는 정도가 좋다고 생각한다. 요컨대 양은 차치하고 되도록이면 여러 종류를 섭취하는 것이다. 예를 들면, 밥만 먹고 별로 반찬을 먹지 않으면 근육이 퇴화한다는 점을 알고 있는가 여부에 따라 식사하는 방법도 크게 달라질 것이다.

몸에 필요한 영양소에 얽매이는 것은 넌센스이지만, 숙지하고 있다면 식사에 대한 주의 사항이 장수를 가능케 할 수도 있을 것이다.

093 야채는 맛을 조합하여

야채의 섭취는 결국 어느 정도 적당량을 정해 어떻게 하면 많은 종류를 먹을 수 있을까 하는 생활의 지혜와 연관된 문제이다.

99세가 되는 혼다 선생의 어머니 이야기로는, 그 옛날에 방직공장에서 일하던 여공들이 먹는 식사에는 생선과 같은 반찬도 있었지만, 겐친지루(두부·우엉·표고 등을 기름에 조려서 조미한 식품을 넣고 끓인 국)나 사츠마지루(닭·돼지고기를 우엉·토란·파·무 등의 채소와 함께 넣어서 끓인 진한 된장국)와 같이 두부와 여러 종류의 야채가 들어간 국이 있었다고 한다. 아마 당시의 노동 환경은 열악한 것이었을 텐데, 그 가운데 낮은 예산으로 머리를 짜내서 이런 형태의 음식을 만들어 냈을 것이다.

이 겐친지루나 사츠마지루와 같은 음식은 우리 식생활에 중요한 힌트를 준다. 즉 국을 끓이거나 볶거나 사라다와 같이 날것으로 먹는 등, 야채는 어떻게 조합하는가에 따라 얼마든지 영양 만점의 맛있는 요리를 만들 수 있다. 혼다 선생은 말한다.

"일본의 전통적인 요리는 이런 점을 잘 고려하고 있어요. 츠쿠다니(생선·조개·해초 등의 조림)라는 요리가 있지요. 그 음식의 조리법을 보면 정말 멋진 민족의 지혜를 느껴요. '이리토리'라고도 하는데, 우선 닭고기를 기름에 볶아서 야채를 첨가하잖아요. 고기도 있고, 식이섬유인 우엉도 있으며, 카로틴이 많은 당근도 들어 있지요. 곤약도 들어 있어 정말 밸런스 있는 식사입니다. 남녀노소를 불문하고 좋아하지요. 또 푸른 채소를 참깨나 땅콩으로 버무려 먹는 것도 정말 지혜롭습니다. 참깨나 땅콩은 노화를 방지하는 비타민E나 섭취하기 힘든 영양소와 유기 성분이 들어 있잖아요. 땅콩 같은 것은 자꾸 손이 가서 잘못하면 지나치게 섭취하게 되는데, 이 점도 문제없이 해결해 주고요."

야채를 여러 가지 넣어 만든 요리는 이 밖에도 많이 있다. 야채 볶음이나 야채 샐러드는 누구나 금방 떠오르겠지만, 스튜나 포토푀, 찌개, 카레, 미네스트로네 등도 다양하고 많은 야채를 넣어 만드는 요리이다.

094 된장국의 효용

혼다 선생이 땅콩의 효용을 역설했는데, 콩류는 야채 중에서도 특별한 위치를 점유한다. 이는 독특한 영양분을 함유하고 있기 때문이다.

그중에서도 대두는 두부나 낫토 등의 재료가 되는데, 단백질도 풍부하게 함유하고 있다. 대두를 원료로 만드는 것이 된장이다. 발효시켜 만드는데, 식품 중에 조미료로서 첨가된다. 이 된장과 야채가 결합하여 내는 맛은 뛰어나다. 혼다 선생은 된장의 효용에 대해 이런 이야기를 한다.

"시즈오카靜岡 대학의 선생님께 들은 된장국에 관한 이야기인데, 일본 가정에서 된장국 냄새가 나지 않게 되면서부터 아이들의 비행이 늘어났다고 해요. 각 가정 특유의 맛이라고 할 수 있는 된장국의 냄새가 감돌고 있을 때는 그리 비행이 많지 않았다는 것이지요. 이 이야기를 듣고 저도 그렇게 생각했어요. 한때 된장국의 염분에 주의하자는 이야기를 하며 적대시한 적도 있었지만, 역시 그보다는 '된장국'이라는 것이 일본의 전통적인 훌륭한 음식으로 소중한 것이며, 마음을 풍요롭게 한다는 의미에서도 중요한 것이라고 생각합니다. 아침에 바쁘면 아침이 아니라 저녁이라도 상관없고, 염분이 너무 쎄다고 여겨질 때는 다시마와 같은 것으로 국물을 내서 사용하면 염분을 적게 넣어도 맛있는 된장국을 끓일 수 있어요. 게다가 여러 종류의 야채를 듬뿍 넣어 건더기가 많은 된장국을 끓이거나 미역과 두부를 넣어 끓이는 등 다양하게 만들 수도 있으니까요."

이는 음식의 섭취 방법이나 스타일의 배경에는 긴 역사가 만들어 낸 문화가 있고, 그 전통이나 문화가 현대의 생활 가운데 어떤 식으로 취급되고 있는가가 식탁 풍경에 드러난다는 사실을 이야기하고 싶은 것일 게다.

된장국을 재평가함으로써 우리들 생활을 안정되고 평온하게 재구축하자는 주장이기도 할 것이다.

된장은 맛의 감각이라는 측면에서 보면 편집력이 굉장히 뛰어난 보조 식재로써, 어떠한 음식이라도 맛있게 만드는 마력을 가지고 있다. 된장국에 야채를 넣으면 된장의 나트륨을 야채의 칼륨이 배출해 준다. 야채를 충분히 섭취함으로써 된장국도 종합적인 밸런스를 유지한 음식이 된다.

"된장국에 계란이라도 넣는다면 이것으로 충분히 영양 만점의 일품요리가 됩니다." 고 혼다 선생은 말한다.

095 충분한 수분 섭취

고령이 되면 식사할 때에도 물이 없으면 음식을 넘기기가 힘들며, 일상생활 중에(물은 하루에 2 l 필요하다고 한다) 몸을 활발하게 움직이기 위해서도 수분 보급은 빠뜨릴 수 없다고 한다. 이런 의미에서 아침 저녁 할 것 없이 식사 때에는 반드시 주식과 함께 국물이 있는 것을 섭취하기 바란다.

하지만 수분 보급은 그 자체만으로는 부족하다. 몸이 순조롭게 신진대사를 하기 위해서는 대량의 수분이 필요하다. 인간의 몸은 7~8할이 수분으로 이루어져 있다. 세포도 혈액도 대부분이 수분이기 때문에, 물은 계속 증발되고 있는 셈이다. 물을 물 그 자체로 필요한 양만큼 섭취하는 것은 힘든 일인데, 필요량 2 l 중 식사 중에 국물로 800cc의 수분이 보급된다. 따라서 나머지 1.2 l 의 물을 10시나 3시에 간식 먹을 때 차를 마시거나 하는 형태로 섭취해야 한다. 특히 중요한 것은 목욕 후의 수분 섭취이다. 음주 습관이 있는 사람은 맥주를 한잔 하고 싶겠지만, 혼다 선생 말로는 맥주는 통풍을 일으키므로 마시지 않는 것이 좋다고 한다. 이럴 때에는 그냥 차가운 물을 마시는 것이 가장 몸에 좋다고 한다.

물은 언제부터인가 수돗물을 그냥 마시는 습관이 없어지고 정수기로 여과하거나 생수를 구입하게 되었다. '수돗물이 식용 가능한가' 하는 문제와 '음료수로써 맛있는가' 하는 문제는 함께 얽혀 있다. 또한 자신이 사는 지역의 물이라면 어떠한 물인지 알고 있으므로 불안하지 않지만, 호텔 같은 곳에 투숙하면 우선 수돗물을 마시는 것에 저항감이 있어 마시지 않는다.

수도관이 낡아서 납 문제로 떠들기도 했다. 수도국은 나름대로 열심히 노력하겠지만, 낡은 수도관을 사용해 급수하는 지역에는 아침에 수도를 처음 사용할 때 몇 리터 정도는 수도관에 들어 있었던 물은 빼내고 사용하라는 통지를 하는 걸 보면, 의외로 수질에 자신이 없음을 드러내고 있다.

물의 문제는 인간 환경문제의 상징적인 존재이다. 수돗물의 수원지 문제, 환경오염이 물을 통해 집약적으로 생활 속으로 파고들고 있다는 점을 어느 정도 자각하는 편이 좋다.

이는 식품 재료 중에 포함되는 합성 착색료나 인공 감미료 등의 식품첨가물과 공통된 문제이다. 자연의 소재를 취하고, 색이 진하거나 부자연스러운 것은 피하며, 유통기한에 유의하여 상품 표시를 잘 확인하고 구입한다. 단골 가게에서 가격이나 색 같은 것을 전날 상품 정보와 비교하면서 구입하는 등의 생활 속의 지혜가 필요하다.

096 영양은 식품으로

식품에 관한 문제의 마지막으로 한 번 더 야채 문제로 돌아가 보자. 야채는 다른 재료에서는 좀처럼 섭취할 수 없는 비타민이나 미네랄을 보급해 주는 중요한 식재이다. 이들 유기 성분 등은 원래 바쁘게 생활하면 지방이나 단백질에 비해 부족하기 쉽고 섭취하기도 어려운 영양소이다.

이 비타민·미네랄류를 약으로 복용한다는 생각이 있다. 현실적으로 다이어트 전문점이나 카탈로그 잡지 중에도 건강보조식품이라 불리며 영양소를 약으로 만들어서 간단하게 보급할 수 있도록 한 정말 편리한 제품들이 나돌고 있다.

이 건강보조식품을 어떻게 생각해야 할까. 젊은이들 가운데는 식사는 거의 하지 않고 필요한 영양분을 정제나 분말로 보충하며 생활하는 사람도 있다. 혼다 선생은 건강보조식품의 유행에 대해 이렇게 말한다.

"고령자가 도저히 음식을 먹을 수 없어서 이런 건강보조식품으로 영양을 보급하는 것은 어쩔 수 없는 일이라고 생각해요. 아무리 정제로 보급한다고 해도 섭취하지 않는 것보다는 섭취하는 것이 좋으니까요. 건강보조식품은 고령자가 도저히 섭취할 수 없는 것을 보충하기 위한 것이라고 생각하세요. 인간의 기능은 사용하지 않으면 퇴화됩니다. 이것은 머리도 몸의 기능도 소화기관도 마찬가지예요. 소화 호흡 기능이 불필요한 것이 된다면 음식으로부터 제대로 영양소를 섭취할 수 없게 되지요. 소화기관이 퇴화되면 안 되는 것은 머리나 손과 발의 운동 능력을 퇴화시켜서는 안 되는 것과 마찬가지입니다. 인간이 가진 기능이 노화에 의해 서서히 퇴화되는 것은 불가항력으로 어쩔 수 없는 것이지만, 역시 건강할 때는 자신의 기능을 계속 사용해야 합니다."

예를 들어 뇌경색 따위로 자리에 누운 사람일지라도 잔존 능력을 퇴화시키지 않기 위해서 어떤 식으로든 입으로 받아 먹고 삼키는 연습을 시키는 것이며, 재활 교육도 그런 관점에서 하고 있다고 한다.

건강보조식품이 아무리 편리하다 하더라도 야채보다 우수할 수는 없다. 건강보조식품으로 영양소를 공급하면 위나 장의 발달이 멈춰 버려 못쓰게 된다. 오랫동안 이 상태가 계속되면 소화 기능이 퇴화된다. 사실을 숙지하여 두기 바란다.

 소화 기능의 퇴화는 뇌나 사지 등 다른 기관의 쇠약처럼 금방 눈에 띄어 알 수 있는 것이 아닌 만큼, 더더욱 본인이 자각하여 유지하려고 노력하지 않으면 안 된다.

097 우울증에 대하여

　지금까지 음식물 면에서 새롭다고 할까 바른 생활의 형태를 제시했다. '먹는다'는 행위는, 몇 가지 선택 여지가 있어 어떤 것을 고르든 본인의 자유라는 의미가 아니고, 몸이 영양분을 어떻게 흡수하고 어떻게 사용하는가 하는 시스템을 이야기하는 것임을 아셨으리라 생각한다.

　그렇다면 마지막으로 한 번 더 마음의 문제로 돌아가자.

　정년 후에 혹은 중년 이후의 어느 시기에, 급변하는 환경에 적응을 못하고 자신의 정신세계에 틀어박혀 예전과 같은 사회생활을 할 수 없게 되는 사람들이 늘어나고 있다. 지금 문제가 되고 있는 우울증이 그것이다.

몇 명이나 되는 저명 인사가 어느 날 갑자기 구원을 받은 것처럼 우울증에 사로잡혀 비참한 사태에 이르기도 한다. 이는 정년 퇴직한 사람이나 명예 퇴직한 사람들에게서도 많이 나타난다.

우울증은 인생의 전환기에 파고드는 정신병의 일종이다. 이 증세를 오랫동안 연구해 온 도립 정신보건복지센터의 소장인 이세다 아케미伊勢田堯 선생은 다음과 같이 말한다.

"이 병은 정말 사람에 따라 다릅니다. 따라서 이것을 도식화하여 전원에게 동일한 한 가지 방법으로 치료할 수 있는 문제는 아니라는 점을 우선 알아두기 바랍니다. 전에 방송국에서 과로에 대한 이야기를 해 달라는 요청을 받은 적이 있는데, 피로를 풀기 위해서는 산림욕이 좋다는 이야기를 하라는 것이었습니다. 나는 전국적으로 획일적인 방법을 제시하여 이를 퍼지게 하는 식의 방송은 이제 그만두어야 한다는 이야기했습니다. 그랬더니 그 이상 취재 의뢰를 해오지 않더군요. 사람에 따라 다르다는 점을 명기한 다음에 그 문제를 다루어야만 합니다."

텔레비전은 연속되는 영상 속에서 테마를 표현하는 미디어 기능의 특성상, 책과 같이 되돌아가 다시 볼 수는 없으므로, 하나의 내용을 가능한 한 알기 쉽게 단순화하여 표현한다.

"영상은 3배로 과대하게 표현하지 않으면 시청자들을 한순간에 이해시킬 수가 없다"는 것이 영화감독 구로사와 아키라黑澤明 씨의 말이다. 연극 표현이라면 이 정도로 충분할지도 모른다. 하지만 객관성을 요구하는 질병에 관한 이야기나 인생론을 뉴스 쇼와 같은 프로그램이 흥미 본위로 보도하는 것에는 악폐도 뒤따를 것이다.

우울증은 그 사람의 성격, 처한 상황, 그때까지의 경과 등 개별 사정에 따라 전혀 다른 양상을 띤 질병으로 모습을 바꾼다. 이것은 인간 한 사람 한 사람이 다른 사람과 다르다는 점에서 시작되는, 근원적인 문제이다.

098 우울증은 어떤 병인가

우울증이 되는 몇 가지 패턴이 있는데, 크게는 서너 가지로 나누어 볼 수 있다. 이 패턴의 공통점을 찾아내 만인에게 공통된 대책 같은 것을 제안하려 한다면, 그 제안은 홀연 유효성을 잃어버릴 것이다. 예를 들면 사는 보람을 찾아라든가, 제2의 인생을 출발하라든가, 사회봉사나 자원봉사활동을 하는 것이 좋다든가 하는 것은, 삶에 회의를 느끼는 사람들에게 판에 박힌 이야기로 대응하는 것에 불과하다. 이세다 선생은 우울증은 일반론을 가지고 이야기하기는 어렵다며 다음과 같이 말한다.

"인간을 성격적으로 크게 나누면 우울증 타입과 신경증 타입이 있습니다. 정년으로 퇴직하는 사람에게도 객관적으로 평가하여 정말 열심히 살았다고 하는 사람과 그렇지 않은 두 가지 타입이 있습니다. 전에 아리모리 유우코有森裕子 씨가 올림픽에서 메달을 따고 나서 '자기 자신을 칭찬해 주고 싶다'고 했는데, 그 후에 아리모리 씨만큼 노력한 것 같지는 않고, 곁에서 봤을 때 '글쎄, 정말 열심히 했나'라고 여겨지는 사람들도 같은 표현을 쓰기 시작했습니다. 전문적인 표현을 빌면 '자기애 성격'이라고 하는데, 이 말은 꽤 설명하기 힘들지만, 사물을 자기 편의에 맞추어 자기 중심적으로 생각하는 사람들이 있어요. 그런 사람들이 아리모리 씨와 같은 표현을 쓰기 시작한 것입니다. 정년 퇴직도 달성감으로 충만해 맞이하는 사람과 불완전하게 느끼는 사람이 받아들이는 느낌은 다릅니다. 과거를 딛고 일어서는 사람이 있는가 하면, 그렇지 않은 사람도 있으니까요."

우울증의 주요 원인을 우리들은 일괄적으로 표현하여 한마디로 '스트레스'라는 용어를 써서 설명하는데, 똑같은 인간은 하나도 없다. 똑같은 스트레스도 없다. 지내온 경력, 환경, 성격 전부가 각자 다르다. 고민하는 사람들에게 똑같은 조건의 사람은 하나도 없다. 병에 걸리는 경위도, 원인도, 증상도 다양한 것이다. 그러므로 이 증상을 일반론으로 논할 때, 우리들은 많은 여지를 단서로 달고 이야기해야 한다.

어쨌든 우울증의 일반적인 증상으로는 다음과 같은 것을 들 수 있다.

> **우울한 기분, 흥미나 즐거움을 상실, 식욕 감퇴(때때로 증가), 수면 장애(불면, 과다 수면), 초조함 등**

심한 우울증 상태 중에는 '가성 치매' 라 불리는 증상도 있으며, 이 경우에도 진짜 치매와 마찬가지로 기억 장애, 계산 장애, 현실 감각 상실 등의 증상이 나타난다.

우울증도 기본적으로는, 의사가 주는 약을 먹고서 고칠 수 있는 병은 아니다.

099 우울해지면 휴식을 취한다

만인에게 공통된 효용을 가진 우울증의 특효약 따위는 없다. 진짜 우울증은 한 사람 한 사람이 꾸준히 카운셀링을 받아 발병 원인을 찾아내고, 스스로 극복하여 자신이 치료해야 하는 병이다.

다만 우울증이 '성격의 병'이라는 것을 명심하자. 우울한 상태라는, 즉 병이라고까지 말할 수는 없지만 일종의 상실감에 휩싸인 상태가 있는데, 이 정도까지는 자기 마음 먹기에 따라 스스로 컨트롤할 수 있다고 생각한다.

어떤 상황에서 우리들은 우울한 상태를 진짜 우울증으로 악화시키는 것일까. 아무리 생각해도 해결의 실마리가 되지 않는 '다시 살아라'라든가, '지역사회에 융화하라' 따위의 효과도 없는 어드바이스를 늘어놓아 보았자 소용이 없다.

우울증에 걸리기 쉬운 사람의 성향으로는 내향적인 사람, 성실한 사람, 꼼꼼한 사람, '남을 위해 무엇이든지 하겠다' 는 헌신적인 사람 등이 있다. 이런 사람들이 성격적으로 우울증에 걸리기 쉽다고 한다. 다시 말해 치매 발병의 가능성이 있는 생활 스타일과도 관련이 있는 것이다.

사교적 · 내향적의 구분은 있다고 해도, 평생 열심히 살아온 사람이 생활의 전환기에 서면 누구나 가치관의 전환이나 문란에 혼란이 생겨 당황할 가능성이 있다. 문제는 그때의 마음자세이다. 그런 혼란은 종교나 철학으로 해결할 수도 있고, 이런 것이 내키지 않으면 선배나 가족, 친구의 말이 도움이 될 수도 있다. 병원을 찾는다면 전문 카운셀러가 그 혼란을 정리해 주어, 어느 쪽으로 가면 좋을지 방향을 제시해 줄 것이다.

앞으로 살아가는 희망을 가질 수 있고, 사람에게 피해를 주는 길이 아니라면 그것이 뭐든지 상관없다. 인간은 느낌을 가질 수 있으므로, 그 희망을 느낄 수 있는 방향을 정하여 앞으로 나아가면 된다.

어쩐지 종교적인 이야기를 하는 것 같은데, 지금은 암흑 속에 있는 것 같아도 이 절망은 영원히 지속되는 것이 아니다. 자신의 생활이나 인생 속에 측은함이나 사람에 대한 사랑스러움을 갖는다면, 멀지 않아 빛이 비추는 방향도 알게 되지 않을까.

이세다 선생은 이런 식으로 말한다.

"열심히 산 사람에게는 복원력이 있어요. 열심히 산 사람은 정신력도 체력도 상당히 소모한 사람일 것입니다. 이런 사람일수록 '이렇게 해야지, 저렇게 해야지' 하고 생각하기 쉽습니다. 내가 말하고 싶은 것은 우선 휴식을 취하자는 것입니다."

한숨 돌리자는 것이다.

최후의 어드바이스 100

'빈 집 증후군'이라는 말이 있다. 결혼한 후 남편을 일에 빼앗긴 채 홀로 가정을 지키며 자녀 교육을 담당하다가 중년을 맞이한 여성이, 갱년기 증상까지 겹쳐 목적 상실감이나 고독감에 시달린다. 이런 시기에 남편이 돌아온다. 남편은 이 시기에 한창 '비에 젖은 나뭇잎 증후군' 때문에 고통받으며, 부인과 마찬가지로 인생의 목표를 상실하고 있다. 요컨대 그런 두 사람이 함께 생활하는 것이다.

마지막으로 이세다 선생의 소중한 처방전을 받아 보자.

"중년이 넘어 너무나 지친 상태로 집으로 돌아와 부인과 단 둘이 되자, 조금은 우울한 상태로 할 일도 없고, 부인한테는 못쓰는 짐짝 취급 당하니까 '그냥 이혼해 버릴까'라고 생각합니다. 부인도 지금까지 충분히 남편에게 최선을 다했으니까 챙길 것은 챙기고 지금부터는 편안하게 살겠다는 이야기가 나오는 것이지요. 일반적으로 이 이야기의 피해자는 여성이고, 남자는 직장에만 매달려온 댓가를 받는다는 식으로 해석됩니다. 하지만 남자 입장에 서 보면 또 다릅니다. 회사는 정년하면 취미 생활도 하고 뭔가 보람 있는 일을 하라고 어드바이스하면서(퇴직금을 위자료 명목으로) 사회로 방출합니다. 당사자는 이 상태로는 무능력한 인간이 되는 것은 아닐까, 새로운 자신의 역할을 찾아야지 하면서도, 나이 탓인지 부정적인 측면만 생각하게 됩니다. 이런 악순환이 계속되면서 점점 더 나쁜 방향으로 생각하게 되는 경우가 많습니다. 이럴 때 내가 하는 어드바이스는, 요컨대 생활이 변했을 때 너무 당황하지 말고 여유를 가지고 생각하자는 것입니다. 2~3년 여유를 가지면 새로운 삶의 방법을 알게 됩니다. 주변 상황이나 사회 상황을 잘 살펴서 앞으로 자신이 어떻게 살아갈 것인지를 찾아보라는 것입니다. 사는 보람이 없어졌다고 해서, 빨리 새로운 것을 찾아야 한다는 강박관념에서 서둘러 결론을 내리지 마십시오. 2~3년 들여 천천히 생각하는, 그런 여유를 갖는 것이 중요합니다. 시간을 들여 정보를 수집하고, '세상은 어떤가, 어떤 기회가 있는가, 이웃 사람들은 어떻게 지내는가' 등등 다양한 관심을 가지고 천천히 생각해 보면 어떨까요."

여러 가지 일을 단락적으로 결정짓지 말고, 배우자와 관계가 원활하지 않더라도 시간을 들여 서로 용서하고 이야기를 나누며 새로운 것을 만들어 간다. 새로운 부부 관계나 가정을 새로운 상황에서 다시 만들어낸다. 이런 사고가 모든 일의 기본이다.

사실은 제일 먼저 서두를 장식해야 할 사항이 100번째 항목을 차지하며 정리하는 형식이 되었는데, 그런 것부터라면 앞으로의 인생을 살아갈 수 있을 것 같다.

애매모호하고 다양하며, 결단은 가능한 한 미루면서 씩씩하고 대담하게 행동한다.

마지막으로 한 권 남게 되는 인생의 가르침을 적은 교과서에는 아마도 이렇게 쓰여 있을 것이다.

중요한 결정은 뒤로 미루어라.
지친 머리로 내린 결론은 제대로 된 것이 없다.

낮에 기운이 있을 때 생각하는 것과 파김치가 되어 피곤한 머리로 생각하는 것은 결론이 달라진다. 더욱이 앞으로 어떻게 살아갈지를 결정하는 것이므로 1~2년은 여유를 가지고 생각한 다음에 결론을 내리는 것이 좋지 않을까.

이것이 우선, 지금 이 시점에서 내리는 결론이다.

유쾌하게 나이먹는 건강상식 100

초판 인쇄 _ 2005년 3월 25일
초판 발행 _ 2005년 3월 30일

지은이 _ 시오자와 유키토
옮긴이 _ 한혜란
펴낸이 _ 박진희
펴낸곳 _ 나무의 꿈

등록번호 _ 제 10-1812호
주소 _ 121-842 서울시 마포구 상수동 171번지 1층
전화 _ 02)332-4037~8
팩스 _ 02)332-4031

ISBN 89-91168-09-4 13510

* 이 책에 대한 무단 전재 및 복제를 금합니다.
* 잘못된 책은 구입하신 서점에서 바꿔 드립니다.

JOZU NI TOSHI WO TORU KENKO HINTO 100
by Yukito Shiozawa
Copyright ⓒ 2004 by Yukito Shiozawa
All rights reserved
Original Japanese edition published by Hon-No-Izumi Sha
Korean translation rights arranged with Hon-No-Izumi Sha
through Japan Foreign-Rights Centre/EntersKorea Co., Ltd.

(주)엔터스코리아/Japan Foreign-Right Centre를 통한
일본의 Hon-No-Izumi Sha와의 독점 계약으로
이 책의 한국어판 저작권은 도서출판 나무의 꿈이 소유합니다.
신 저작권법에 의하여 한국 내에서 보호를 받는 저작물이므로
무단전재와 무단복제를 금합니다.